现代手术室护理技术与手术室管理

黄雪冰 主编

汕頭大學出版社

图书在版编目（CIP）数据

现代手术室护理技术与手术室管理 / 黄雪冰主编
. − 汕头：汕头大学出版社, 2019.1
　　ISBN 978-7-5658-3826-2

　　Ⅰ.①现… Ⅱ.①黄… Ⅲ.①手术室 − 护理②手术室
− 管理 Ⅳ.①R472.3②R612

中国版本图书馆CIP数据核字（2019）第029635号

现代手术室护理技术与手术室管理
XIANDAI SHOUSHUSHI HULIJISHU YU SHOUSHUSHI GUANLI

主　　编：黄雪冰
责任编辑：宋倩倩
责任技编：黄东生
封面设计：蒲文琪
出版发行：汕头大学出版社
　　　　　广东省汕头市大学路243号汕头大学校园内　邮政编码：515063
电　　话：0754-82904613
印　　刷：朗翔印刷（天津）有限公司
开　　本：880 mm×1230 mm　1/32
印　　张：8.75
字　　数：217千字
版　　次：2019年1月第1版
印　　次：2019年9月第1次印刷
定　　价：54.00元
ISBN 978-7-5658-3826-2

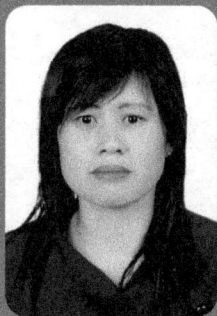

黄雪冰

女，1971年2月出生，1994年毕业于山东医科大学卫生学校，2008年在济宁医学院函授了护理本科学历，毕业后一直在梁山县人民医院从事护理工作，2013年担任手术室护士长一职。2004年9月在《中华新医学》发表《儿童熏蒸法的临床体会》，2005年9月在《淮河医药》发表《下肢闭合性骨折并发症的预防与护理》，2005年12月在《当代护士（上旬刊）》发表《人工髓核置换术的手术配合》，2012年12月从事活血清热法治疗类风湿关节炎的临床研究，荣获济宁市科学技术奖。

前　言

　　随着现代科学技术的迅猛发展，外科手术学实现了划时代的飞跃。显微技术、腔镜技术、器官移植、微创手术不断发展，新器械、新仪器层出不穷，手术室建设及设施日新月异，特别是手术室管理模式的创新，市场竞争机制的引进等对手术室护理人员素质提出了更高的要求。广大工作在一线的护理相关工作人员迫切需要一本集基础、操作、手术配合于一体，介绍手术室护理相关技术的书籍。

　　为此，我总结工作经验，结合国内外手术室护理的最新发展，编写了这本《现代手术室护理技术与手术室管理》。本书主要介绍了手术室护理概论、手术室环境布局和常用物品管理、手术室感染、手术室应急情况处理、手术室护士职业危害及防护、围手术期安全管理、常见手术护理配合等知识。本书内容全面，图文并茂，突出直观性和实用性，便于读者更好地理解和掌握，是一本有价值的专业书，对手术室护理的发展有一定的指导作用。现代化手术室护士有责任利用高科技发展所带来的机遇，更新理念、更新知识，刻苦钻研和掌握技能，让最新理论与临床实践相结合，使手术室护理专业技术与国际接轨，更好地为手术患者服务。

　　由于编写水平及时间有限，书中难免有疏漏或不妥之处，敬请读者和同仁批评指正。

黄雪冰

梁山县人民医院

2018 年 10 月

目　录

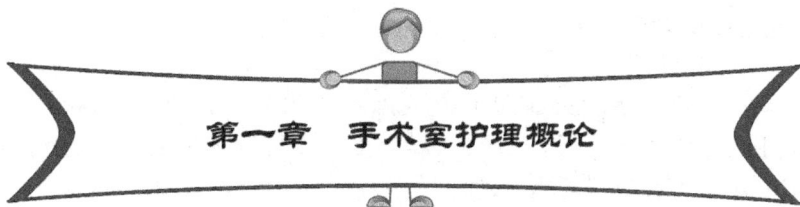

第一章　手术室护理概论

第一节　手术室护理工作的内容、范围和特点

手术室护理工作的内容主要为手术室管理和手术患者的护理。

手术室管理包括对手术室设施、仪器设备、手术器械、周围环境、常用药品的管理，要求物品配备齐全、功能完好并处于备用状态。手术间内部设施、温控、湿控要求应当符合环境卫生学管理和医院感染控制的基本要求。

手术室护理工作具有高风险、高强度、高应急等特点，因此护士必须与临床科室等有关部门加强联系，有效预防手术患者在手术过程中的意外伤害，保证手术患者的安全和围术期各项工作的顺利进行。

手术室护理实施以手术患者为中心的整体护理模式，护士根据岗位各司其责，但又需相互密切合作，共同完成护理任务。

一、手术室巡回护士

（一）手术前一日

1. 术前访视

术前一日至病房访视手术患者，有异常特殊情况及时交班。

2. 术前用物检查

检查灭菌手术用物是否符合规范、准备齐全；检查次日手术所用仪器、设备性能是否正常；检查次日手术特殊需求是否满足（如骨科和脑外科特殊体位的手术床准备）。

（二）手术当日

1. 术前

（1）检查手术灭菌包的有效期和室内各类用物、仪器设备、医用气体是否齐全；调节室内温湿度，做好环境准备；检查室内恒温箱是否调节至适当温度。

（2）核对手术通知单无误后，由手术室工作人员（一般为工勤人员）至病房接手术患者；病房护士陪同手术患者至手术室半限制区，与手术室巡回护士进行手术患者交接，共同核对手术患者身份、手术信息、术前准备情况及所带入用物，正确填写《手术患者交接单》并签名，适时进行心理护理。

（3）手术室巡回护士护送下，将手术患者转运至手术间内手术床，做好防坠床措施。协助麻醉医师施行麻醉。

（4）按医嘱正确冲配抗生素，严格执行用药查对制度，并于划皮前30～60分钟内给药。

（5）协助洗手护士穿无菌衣。提供手术操作中所需的无菌物品（如手套、缝针等）。

（6）与洗手护士共同执行《手术物品清点制度》。按规范正确清点纱布、器械、缝针等术中用物的数量、完整性，及时正确地记录清点内容，并签字。

（7）严格执行手术安全核查制度。在麻醉前、手术划皮前，手术室巡回护士、手术医生、麻醉医师共同按《手术安全核查表》内容逐项核查确认，并签字。

（8）手术护理操作尽量在手术患者麻醉后进行。例如留置导尿管，放置肛温测温装置等，尽量减少手术患者的疼痛。操作时注意保护患者的隐私。

（9）正确放置手术体位，充分暴露手术野；妥善固定患者肢体，约束带松紧适宜，维持肢体功能位，防止受压；床单保持平整、干燥、无皱折；调节头架、手术操作台高度；调整无影灯位置、亮度。

（10）正确连接高频电刀、负压吸引、外科超声装置、腹腔镜等手术仪器设备，划皮前完成仪器设备自检，仪器脚踏放置在适宜的位置；完成手术仪器使用前准备工作，例如：正确粘贴高频电刀电极板、环扎止血仪器的止血袖带。

（11）督查手术人员执行无菌操作规范的情况，例如手术医生外科洗手、手术部位皮肤消毒、铺无菌手术巾等操作，及时指出违规行为。

2. 术中

（1）维持手术间室内环境整洁、安静、有序。严格督查手术医生、洗手护士、麻醉医师、参观手术人员、实习同学遵守无菌操作原则、消毒隔离制度和手术室参观制度。

（2）密切关注手术进展调整无影灯光，及时供给手术操作中临时需求的无菌物品（如器械、缝针、纱布、吻合器、植入物等），并记录。

（3）注意手术患者的生命体征波动。保持静脉输液通路、动静脉测压通路、导尿管等通畅；观察吸引瓶液量，及时提示手术医生术中出血量；定时检查调整手术患者的手术体位，防止闭合性压疮的发生。

（4）术中输液、输血、用药必须严格遵守用药查对制度。紧急情况下执行的术中口头医嘱，应复述 2 遍后经确认再执行，术后手术医生必须补医嘱。

（5）熟练操作术中所需仪器设备。例：正确调节高频电刀、超声刀、心脏除颤仪等仪器设备的参数；变温毯的故障排除、电钻术中拆装等。

（6）手术中在非手术部位盖大小适宜的棉上衣保暖。术中冲洗体腔的盐水，水温必须在 35～37 ℃。遇上大手术或年老体弱患者，根据现有条件，加用保温装置（温水循环热毯或热空气装置）。

（7）术中手术标本及时与洗手护士、手术医生核对后放入标本袋存放（特殊情况除外）。如手术标本需快速做冰冻切片检验，必须及早送检。

（8）术中发生应急事件（如停电、心脏停搏、变态反应等），应及时按照手术室应急预案，积极配合抢救，挽救患者生命。

（9）与洗手护士在关闭腔隙前、关闭腔隙后及缝皮后分别共同执行《手术物品清点制度》，按规范正确清点术中用物数量、完整、正确、及时、记录，并签字确认。

（10）准确及时书写各类手术室护理文件和表单。

3. 术后

（1）协助医生包扎手术切口，擦净血迹，评估患者皮肤情况，采取保暖措施，妥善固定肢体，执行防坠床措施。固定各种引流管及其他管道，防止滑脱，待麻醉医生记录尿量后，将尿袋内的尿液放空。

（2）手术患者离开手术间前，手术室巡回护士、手术医生、麻醉医师共同再按《手术安全核查表》《手术患者交接单》内容逐项核查、确认、签字。

（3）手术人员协同将手术患者安全转运至接送车。手术患者的病历、未用药品、影像学资料等物品随手术患者带回病房或监护室。护送手术患者离开手术室。

（4）严格执行手术室标本管理制度。手术室巡回护士、手术医生、洗手护士共同再次核对手术标本，正确保存、登记、送检。

（5）清洁、整理手术间设施、设备、仪器，填写使用情况登记手册。所有物品物归原位，更换手术床床单及被套，添加手术间常用的一次性灭菌物品，如手套、缝线等。若为感染手术，则按感染手术处理规范进行操作。

（6）正确填写各种手术收费单。

二、手术室洗手护士

（一）手术前一日

（1）了解手术情况：了解次日手术患者病情、手术方式、手术步骤及所需特殊器械、物品及仪器设备。

（2）协助巡回护士检查术前用物。

（二）手术当日

1. 术前

（1）协助巡回护士检查灭菌器械、敷料包是否符合规范、准备齐全；准备手术所需一次性无菌用品，包括各类缝针、引流管、止血用物和特殊器械等。准备当日手术所用仪器、设备。

（2）严格按照查对制度检查无菌器械包和敷料包的有效期、包外化学指示胶带及外包装完整性，是否潮湿及被污染。在打开无菌器械包和敷料包后，检查包内化学指示卡。严格按照无菌原则，打开器械包和敷料包。

（3）提前15分钟按规范洗手、穿无菌手术衣、戴无菌手套。

（4）与巡回护士共同执行《手术物品清点制度》。按规范正确清点纱布、器械、缝针等术中用物的数量、完整性，按规范铺手术器械台。

（5）协助并督查手术医生按规范铺无菌巾，协助手术医生系无菌手术衣带、戴无菌手套。

（6）严格按照无菌原则将高频电刀、负压吸引、外科超声装置、腹腔镜等各种连接管路或手柄连接线交予巡回护士连接，并妥善固定在手术无菌区域。

2. 术中

（1）严格执行无菌操作，遇打开空腔脏器的手术，需用无痛碘纱布垫于其周围。及时回收处理相关器械，关闭空腔脏器后更换手套和器械。

（2）密切关注手术进展及需求，主动、正确、及时地传递器械、敷料及针线等。

（3）及时取回暂时不用的器械，擦净血迹；及时收集线头；无菌巾一经浸湿，及时更换或加盖，手术全程保持手术操作台无菌、干燥、整洁。

（4）密切关注手术进展，若术中突发大出血、心跳骤停等意外情况，应沉着冷静，积极配合手术。

（5）密切注意手术器械等物品的功能性与完整性，发现问题及时更换；规范精密器械的使用与操作。

（6）正确与手术医生核对并保管术中取下的标本，按标本管理制度及时交予巡回护士。

（7）妥善保管术中的自体骨、异体骨、移植组织或器官，不得遗失或污染。

（8）正确管理术中外科用电设备的使用，防止电烧伤患者和手术人员。

（9）术中手术台上需用药，按查对制度抽取药物，并传递于手术医生使用。

（10）术中需使用外科吻合器、手术植入物时，应及时向巡回护士通报型号、规格及数量，与手术医生、巡回护士共同核对后，方能在无菌区域使用。

（11）与巡回护士在关闭腔隙前、后及缝皮后分别按手术用物清点规范正确清点术中用物数量并检查完整性。

3. 术后

（1）协助巡回护士做好手术患者的基础护理工作，并协助将患者安全转运至接送车上。

（2）按手术用物清点规范，在手术物品清点记录单上签字。

（3）与手术医生、巡回护士共同核对手术标本。

（4）对常规器械、专科器械和腹腔镜器械等进行规范清洗和处理，精密器械和贵重器械单独进行规范清洗和处理，若为感染手术，则按感染手术处理规范对器械、敷料等物品进行处理。

三、手术室器械护士

（1）每日上午检查灭菌物品的有效期、包外化学指示胶带以及外包装情况；清点手术器械包与敷料包数量；及时补充添加一次性消毒灭菌物品。

（2）检查包装，保持灭菌区和无菌物品存放区清洁整齐，保持敷料柜、无菌用品柜上用物排列整齐、定位放置、标签醒目。无菌用品柜上的无菌包和一次性消毒灭菌物品按失效日期的先后顺序排列。

（3）检查与核对每包手术器械的清洁度、完好性、关节的灵活性，对损坏或功能不良的器械进行更换或及时送修。

（4）负责待灭菌器械及物品的包装，选择正确的包装方法及材料，按规定放置包外及包内化学指示物，并填写灭菌物品包装的标识，若遇硬质容器还应检查安全闭锁装置。

（5）负责每天对预真空压力蒸汽灭菌、过氧化氢低温等离子灭菌和环氧乙烷灭菌的技术操作，保证灭菌手术物品及时供应。

（6）根据手术通知单准备并发放次日手术用器械、敷料，如需特殊手术器械，应立即准备做灭菌处理并发放。如需植入物及植入性手术器械，应在生物检测合格后方可发放。

（7）负责外来器械及手术植入物的接收、清点、清洗、核对、消毒灭菌及监测登记发放工作。

（8）负责手术器械的借物管理，严格执行借物管理制度。

（9）对清洗、消毒、灭菌操作过程、日常监测和定期监测进行具有可追溯性的记录，负责保存清洗、消毒监测资料和记录≥6个月，保留灭菌质量监测资料和记录≥3年。

（10）专人负责管理精密器械与贵重器械，并督查各专科组员进行保养管理工作，并作相应记录。

（11）负责与各专科组长之间保持沟通，了解临床器械使用情况，每半年对器械进行一次保养工作。

（12）根据持续质量改进制度及措施，发现问题及时处理，认真执行灭菌物品召回制度。

四、手术室值班护士

（1）与日班护士交班前，完成手术间内基数物品、体位垫、贵重仪器以及值班备用物品的清点核对，做到数量相符、定位放置并登记签名。核对所有术中留取标本，确认手术标本、病理申请单、标本送检登记本三者书写内容一致。

（2）与日班护士交班前，按次日手术通知单检查并核对次日手术所需器械、敷料及特殊手术用物；检查灭菌包有效期、灭菌效果及是否按失效日期进行先后顺序排列。

（3）与日班护士进行交接班，全面了解手术室内各种情况，做到心中有数。

（4）根据轻重缓急，合理安排并完成急诊手术，积极并正确应对可能出现的各种突发事件，遇有重大问题，及时与医院总值班人员或手术室护士长取得联系。

（5）仔细核对次日第一台手术患者的姓名、病区床号和住院号，如信息缺失或错误，应及时与相关病房护士和手术医生取得沟通。

（6）值班过程中，若接到次日选择性手术安排有改变通知，应及时汇报手术室护士长及麻醉科，征得同意，通知供应室，更换器械、敷料，准备特殊手术用物，并做好次日的晨交班。

（7）临睡前仔细巡视手术室，负责手术间内所有物品及仪器、设备归于原位。认真检查手术室内所有门窗、消防通道、水、电、中心供气、中心负压、灭菌锅等开关的关闭情况，及时发现问题，处理解决。

（8）次日晨巡视手术间，检查特殊手术用物是否处于备用状态（如 C 型臂机、显微镜、腹腔镜、体外变温毯等）。开启室内恒温箱，调节至适当温度并放置 0.9% 的生理盐水。检查洗手用品（如手刷、洗手液等）处于备用状态。

（9）负责检查待灭菌器械的灭菌状况，保证次日第一台手术器械的正常使用。

（10）按照手术通知单顺序，安排接手术患者。迎接第一台手术患者入室，核对手术患者身份、手术信息、术前准备情况及所带入用物，正确填写《手术患者交接单》并签名。做好防坠床和保暖工作，进行心理护理。

（11）完成手术室护理值班交班本的填写，要求书写认真，字迹清楚，简明扼要，内容包括值班手术情况及手术室巡视结果、物品及手术标本清点结果、当日手术器械及特殊手术用物准备情况等。

（12）第一值班护士参加手术室晨间交班，汇报相关值班内容。

五、手术室感染监控护士

（1）每日对含氯消毒剂进行浓度监测。至少每周一次对戊二醛浓度进行监测。每月对手术室空气、无菌物品及器械、化学灭菌剂、物体表面和手术人员手进行细菌培养监测。每半年对紫外线灯管强度进行监测。

（2）负责收集、整理、分析相关监测数据和结果，将化验报告单按时间顺序进行粘贴保存；一旦细菌培养监测不合格，应及时告知护士长，查明原因，采取有效措施后，再次进行细菌培养监测，直至培养合格。

（3）负责将细菌培养监测的数据和结果报告护士长和医院感染控制部门。

（4）监督和检查手术室消毒隔离措施及手术人员无菌操作技术，对违反操作规程或可能污染环节应及时纠正，并与护士长一同制订有效防范措施。

（5）完成手术室及医院感染知识的宣传和教育工作。

六、手术室护理教学工作

（1）根据手术室护理教学计划与实习大纲以及实习护生学历层次，制订手术室临床带教计划，包括确立具体教学目标、教学任务、考核内容与方法，并安排教学日程。

（2）完成手术室环境、规章制度、手术室工作内容、常用手术器械物品、手术体位、基本手术配合等手术室专科理论教学，达到手术室护理教学计划与实习大纲的要求。

（3）进行手术室专科操作技能教学，完成外科洗手、铺无菌器械台等基本手术室操作的示教与指导；带领实习护生熟悉各种中小手术的洗手及巡回工作，并逐步带教实习护生独立参加常见中小手术的洗手工作。

（4）带领实习护生参与腹腔镜、泌尿科、脑外科、胸骨科等大型疑难手术的见习教学。

（5）带领实习护生参与供应室工作，完成供应室布局、器械护士工作内容、常用消毒灭菌方法及监测等理论教学，并指导实习护生参与待灭菌器械及物品的包装等操作。

（6）开展手术室专科安全理论教育，防止实习护生发生护理差错和事故。

（7）及时与手术室护士、实习护生进行沟通，了解实习护生学习效果，反馈信息和思想动态，及时并正确解答实习护生提问，满足合理学习要求。

（8）负责组织实习护生总复习，完成手术室专业理论、专科技术操作考核；完成《实习考核与鉴定意见》的填写。

（9）对实习护生进行评教评学，征求实习护生对手术室护理教学及管理的建议和意见，提出整改措施，及时向护士长及科护士长反映实习期间存在的情况。

七、手术室护理管理工作

手术室护士长作为手术室的主要管理者，全面负责手术室的护理管理工作，保证手术室高质量的工作效率和有效运转。

（1）全面负责手术室的护理行政管理、临床护理管理、护理教研管理以及对外交流。

（2）制订手术室护理工作制度和各级各班各岗位护理人员职责、手术室护理操作常规、护理质量考核标准，督查执行情况，并进行考核。负责组织手术室工勤人员的培训和考核。

（3）合理进行手术室护理人员排班，根据人员情况和手术特点科学地进行人力资源调配。定期评估人力资源使用情况，负责向护理部提交人力资源申请计划。合理进行手术室人才梯队建设。

（4）每日巡视、检查并评估手术配合护理质量和岗位职责履行情况，参加并指导临床工作。检查手术室环境清洁卫生和消毒工作，检查工勤人员工作质量。

（5）定期组织与开展科室的业务学习并进行考核，关注学科及专业的发展动态。负责组织和领导科室的护理科研普及推广和护理新技术应用。

（6）对手术室护理工作中发生的隐患、差错或意外特殊事件，组织相关人员分析原因并提出整改措施和处理意见，并及时上报护理部。

（7）填报各类手术量统计报表，与手术医生及其他科室领导进行沟通和合作。

（8）负责手术室仪器设备、手术器械购置前的评估和申报。定期检查并核对科室物资、一次性耗材的领用和耗用情况，做好登记，控制成本。

第二节　手术室护士素质和能力要求

手术室的环境不同于病房，因此对手术室护士提出了更高的要求。手术室护士不仅要具备本专业知识，还必须具备广博的生理、心理、社会学、人文科学等方面的知识；"德、才、体、识、学"缺一不可。

一、手术室护士素质要求

（一）思想素质

热爱护理事业，树立全心全意为患者服务的高尚品德和甘当配角、乐于奉献的精神。每当协助医生成功地完成手术后，患者往往感谢手术医生，不一定想到手术室护士。手术室护士除了配合择期手术以外，还经常接受危急手术，手术室护士的定量编制与危急患者的不定量常常发生矛盾，加班加点情况较多。手术时间有长有短，常常不能在规定的上班时限内完成，延长工作时间便成为不可避免的现象。这就需要手术室护士要有坚忍不拔的意志与连续作战的工作作风，要有任劳任怨的劳动态度和不计时间、甘于付出个人利益的高尚风格。

（二）身体素质

手术室工作紧张、繁忙，长期站立，精力高度集中，工作时间长而不规律，常因手术而不能按时就餐、休息，巡回护士还需要搬运器械包、敷料包等物品。要能胜任这种特殊环境的特殊工作，就必须具备良好的身体素质。手术室护理人员要注意劳逸结合，增强自身防护意识，加强体育锻炼，控制和调节自我情绪，以乐观自信的良好心态工作，以适应繁重的手术配合。

（三）心理素质

手术室工作环境特殊，术中配合需要注意力高度集中，抢救患者的概率高、精神长期紧张、手术过程的连续性及生活的无规律性等，均可造成人体生物钟紊乱。长期超负荷运转，易造成心理疲劳，引起心态不稳、行为准确性降低、思维判断失误增加等，这就要求手术室护士平时加强个性锻炼和心理素质的训练，以增强其适应能力、应变能力、耐受能力，及时调整好身体和心态，保持健康的心理素质，以适应长期紧张的工作。

（四）业务素质

近年来，随着许多新技术、新疗法的不断引进，手术室装备的现代化，手术室护理的技术性增强，手术室全期护理概念的引进，对手术室护理人员也提出了更高的要求。手术室护士要具备较完整的知识结构，过硬的操作技能，能刻苦学习，不断深化自身知识内涵，拓宽护理知识面，注重自我提高，掌握患者在术前、术中、术后的病情变化、心理状态，满足患者要求，为患者的手术顺利开展及术后康复提供最优质的服务。

（五）慎独精神

手术护士在患者不知情或患者失去知觉时，独自工作的机会较多，工作内容以无菌技术操作为主，如检查无菌包是否被污染、是否达到消毒标准、是否在有效期内，消毒液浸泡浓度、配制方法、浸泡时间是否达到要求等，均要求手术护士具有良好的职业道德，在无人监督的情况下，坚持护理道德信念，做到有人在与无人在一个样、日班夜班一个样、对生人熟人一个样、对城市农村患者一个样的道德风尚，自觉执行无菌技术操作，认真对待每台手术和每项辅助工作。用崇高的道德情操和高度的责任心，为患者的生命安全把好关。

（六）协作精神

手术室工作是一个以手术患者为中心的手术团队工作，因此在手术过程中，手术室护士台上要当好"二传手"，台下是无菌区域的维护者，要求动作敏捷、迅速、分秒必争，准确地传递和供应每一样手术用品，合理满足手术团队成员要求，缩短手术时间，成功地把麻醉医师、手术医师整合为一个统一的有机整体。要学会与手术医生、麻醉医师、工勤人员以及其他后勤人员的配合，互相尊重，建立和谐的战斗集体，建立良好的人际关系。

（七）无菌观念

无菌技术是手术室最基本和最重要的操作技术，它贯穿于手术室的一切工作之中。要求手术室护士熟练掌握手术室空气消毒方法，器械物品的物理的、化学的消毒灭菌方法，消毒液的配制及检测方法，掌握无菌器械的保管和使用方法、无菌操作技术和特殊感染的消毒隔离技术。严格执行消毒隔离制度，控制术中感染，自觉执行无菌操作，为患者的生命把好每一关。

（八）人文素养

由于手术室工作的特殊性，护士有较多的机会可以接触到患者的隐私。随着医疗改革的不断深化和法制观念的增强，患者隐私的保护已成为当今社会所关注的热点。尊重手术患者的隐私是手术室护理人员关心和保护手术患者的道德义务，也是手术室护理人员的责任，也是其人文素养的体现。

二、手术室护士能力要求

（一）协调能力

手术室工作范围广，涉及科室多，手术室护士要同多个科室手术医生配合工作。由于各个医生的习惯、性格不同，手术特点也不一样，常要协调多方面关系。这就要求手术室护士具有较高的处理人际关系的社交能力和语言表达能力，协调好各科室医务人员及手术室内人员的关系，妥善处理日常生活中的各种事务，只有这样才不致造成工作失误或导致矛盾，才能最大限度地把工作做好。

（二）领导和管理能力

手术室的管理工作并不是护士长一个人的责任，每一位护士都应掌握科学的管理方法，做好对患者、环境、物品仪器等的管理。术前护士还要到病房阅读病历，了解患者情况，明确患者的需要以及病情的发展过程，判断患者的健康问题，做出符合患者需要及特征性的整体性护理计划。

（三）交流沟通能力

手术患者是医护的共同服务对象，手术医生是手术室护士的合作者和特殊服务对象。访视手术患者，与之轻松交谈，使手术患者了解术中需注意的情况并表达心愿，加强思想交流，以消除手术患者的紧张情绪和陌生感，使其积极接受手术治疗。护士不仅要与手术患者建立融洽的护患关系，还要注意与医生建立良好的工作关系，了解术者和患者的心理状态，术前与他们沟通，向主诊医生了解手术方式、术中所需特殊器械等，及时澄清一些模糊不清的问题，以增进了解，加强合作。

（四）强烈的急诊观念及紧急情况处置能力

手术室常有急重症患者需要进行抢救，这些患者病情来势凶猛，伤情复杂，病情变化迅速，随时都有生命危险，这就要求医护人员具有强烈的急诊观念，抢救时必须争分夺秒，迅速准确，忙而不乱。如在手术过程中遇到突发状况，应沉着应变，机智灵活，熟练掌握各种抢救技术，熟知各种仪器的使用方法，并能迅速查出仪器的一般故障，协助麻醉医师和手术医师及时、准确、有效地执行各项操作，使手术顺利进行，充分体现出时间就是生命。手术室护士的密切配合对急救工作的成功与否有着极其重要的意义。

（五）不断学习和提高以实践为基础的工作能力

现代化的手术室装备，先进的医疗技术（如器官移植、心脏瓣膜置换、骨髓移植、显微外科手术等），必须要有先进的护理技术配合，因此应鼓励手术室护士刻苦钻研业务，不断学习新知识，总结经验，提升工作能力，以适应各类手术、新技术开展的需要，带动手术专科护理发展。

（六）科研教学能力

医学的发展有赖于医护人员在工作实践中不断发现和提出新问题，并通过科研活动解决新问题。各种高新手术的开展，促使护理人员必须不断学习新的知识，从事科研活动，发展新理论，并将科研成果应用到实践中，不断提高手术室护理质量。手术室护士还应具备语言表达和操作示范能力，并通过言传身教的教学方式传授护理实践中的经验。对手术室护理的基本理论、基本知识、基本技能学习常抓不懈，并不断探索新的教学方法，从而提高教学水平，为培养新时期合格的手术室护理人才而不懈地努力。

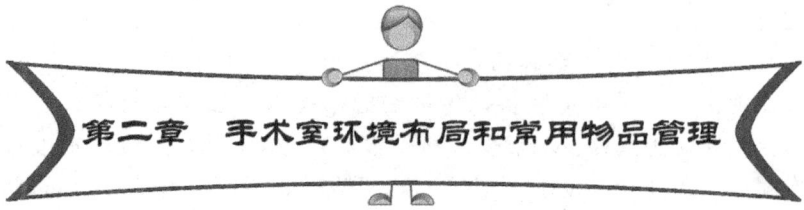

第二章 手术室环境布局和常用物品管理

第一节 手术室环境和布局要求

手术室是集中进行外科诊治和抢救的重要场所，手术室环境设计和内部布局必须合理，不仅要满足医疗工作的需要，同时应充分、合理利用资源。

一、手术室的建筑布局及区域划分

不同医院的手术室应根据医院的实际情况和具体规模，确定其手术室的建筑布局和区域划分。

（一）手术室的建立

手术室应设在与手术科室、病理科、血库、影像诊断科和实验诊断科等相邻近的区域，周围环境清洁、避免噪声和污染源，手术间应避免阳光直接照射。有条件的医院应独用一层，以便管理。

（二）手术室的组成

1. 手术间

手术间分为无菌手术间、一般手术间和感染手术间；面积一般为 30～60 m²，高为 2.9～3m。手术间的数量应根据手术科室病床而定，一般每 25～30 张病床宜设置一间；根据分科需要可设大、中、小面积不等的手术间。

2. 手术室清洁区附属房间

手术室清洁区附属房间包括洗手间、无菌敷料室、护理站、药品间、仪器设备间、麻醉准备间及术后恢复间等。

3. 手术室供应区附属房间

手术室供应区附属房间包括更鞋室、更衣室及洗浴间、手术器械准备间、敷料准备间、器械清洗间、消毒室、餐饮间、办公室、值班室、污物间、标本室等。

（三）手术室的区域划分

1. 手术室设立三条通道

手术室设立三条通道即工作人员通道、手术患者通道、物品供应通道。工作人员通道：工作人员入口处应设更鞋室，男女更衣室应设两个出入口，一端通更鞋室，另一端通手术区域。手术患者通道：手术室应设有手术患者专用电梯，配有手术室专用的内外交接车接送手术患者。物品供应通道：手术室物品出入的专用通道。三条通道尽量区分，避免交叉污染。

2. 手术室严格划分三区

手术室严格划分三区即限制区、半限制区、非限制区。三区可设在同一楼层，有条件者可分设在相邻近的两个楼层。限制区应安排在最内侧，包括手术间、洗手间和无菌敷料间。半限制区在中间，主要指敷料准备室、器械室、洗涤室、消毒室、麻醉复苏室、麻醉准备室等，内镜室、感染手术间亦可放在此区内。非限制区在最外侧，设更衣室、卫生间、值班室、标本间、污物处理间、工作人员休息室、小餐厅、麻醉及护士办公室、手术患者接收区、手术患者等候室等。

二、手术间内部布局及要求

手术间内部布局应尽量符合功能流程和无菌技术的需要，最大限度地合理化。

（一）地面及墙面要求

手术间的地面和墙壁建筑材料应光洁、耐洗、耐酸碱、耐腐蚀、无接缝或少接缝、抗菌、保温、隔声、色泽柔和，墙面颜色宜选用浅绿、淡蓝或采用大理石暗纹，以消除术者视觉疲劳感。

墙壁与天花板或地面衔接处应呈半圆弧形，便于清洁，减少积灰。

（二）手术间的硬件设施

1. 门

手术室应采用电动感应门，使其具备移动快、隔音、密闭、坚固、耐用等特点。门上宜开玻璃小窗，有利观察和采光。手术间应设置前、后门，前门通向清洁走廊、后门通向污走廊（如是环岛模式，后门通向无菌物品走廊）。

2. 光源

外形设计简单、表面平整无死角、易清洁消毒的无影灯是手术照明光源的首选。打开无影灯时，在开启开关后将灯调节至合适亮度，术中可通过调节无影灯中心圆轴来调节焦距，通过调节灯体的纵轴及手柄来调节灯光角度。术后关闭无影灯时应先将灯亮度调节至最低，然后关闭开关。无影灯的灯罩及灯面（玻璃面）应于每日术前术后进行清洁，各轴节定期上油。

3. 电路设备

手术部要有双路电源，并能在 $1\sim2$ 秒内自动切换。手术间内应有多个电插座组，每组插座上应配有多个多用插口，插座有防火花装置及密封盖。同时有接地系统，防止火花引起爆炸等意外事件。手术时尽量使用吊塔插座，尽量不用接线板，避免地面电线过多。每个手术间应有独立的配电箱。

4. 手术供气系统

手术间内的旋转吊塔及墙上应分别安装一式两套的负压吸引、氧气、二氧化碳、氩气、压缩空气等管段终端接口。

5. 手术床

手术床大致分为电动和手动两类，其基本构件由床面、床架（升降台）、头架、约束带等组成，不同型号的手术床应配备相应的手术床体位配件，如搁手架、截石位搁脚架、延长床板、骨科牵引支架等，便于放置不同手术体位。电动式手术床配备控制面板及电源线，手控式手术床配备调节操纵杆。手术床应具有升高降低、左倾右倾、前倾后倾、升高或降低腰桥等功能。整个手术床可透 X 线，便于术中 C 型臂机使用。手术床床垫设计应舒适，易于清洁消毒。

6. 温度调控系统

有冷、暖气设备。温度应控制在 23～25 ℃，相对湿度在 40%～60%。新建医院有条件可安装空气净化设施。

7. 其他设施

有教学任务的医院考虑设电视教学装置，或与手术间隔音的手术看台及音控对话机等。此外背景音乐系统，可以提供背景音乐，创造轻松的手术环境，减轻患者的焦虑与恐惧以及医护人员的工作疲劳感。

三、洁净手术室的空气调节与净化技术

2000 年 10 月中国卫生部颁布了《医院洁净手术部建设标准》，2002 年 12 月建设部又颁布实施了《医院洁净手术部建筑技术规范》。一系列标准和规范的制订和实施不仅统一和规范了我国医院洁净手术部的设计建造标准，而且对我国医院洁净手术部的建设和发展起了相当大的推动促进作用。目前，国内各省、市的大医院都在建造或筹备建造洁净手术部。

（一）相关概念

1. 洁净手术部的概念

洁净手术部是由洁净手术室、洁净辅助用房和非洁净辅助用房组成的相对独立的功能区域。

2. 洁净手术室的概念

采取一定的空气洁净措施，对手术室的空气进行除菌、温湿度调节、新风调节等系列处理，过滤掉空气中的尘粒，同时也除掉微生物粒子，使手术室保持在洁净、温湿度适宜状态，最终达到一定的空气洁净度级别的手术室。

（二）洁净手术室的空气调节系统

1. 空气调节系统的组成

洁净手术室净化空调系统主要由空气处理器，初、中、亚高

效及高效空气过滤器、加压风机、空气加温器、回风口、送风口等组成。

（1）空气过滤器：空气过滤是最有效、安全、经济且方便的除菌手段。根据效能的不同可有初效过滤器、中效过滤器、高效过滤器等。初效过滤器可用于新风过滤，对象为＞10 μm 的尘粒；中效过滤器采用中、细泡沫塑料或无纺布，设置在系统的正压段，对象为 1～10 μm 的尘粒，控制微粒效率在 50％～90％；高效过滤器能过滤0.3～0.7 μm 范围的微粒和细菌，应设置在系统的末端或紧挨末端的静压箱附近，不得设在空调箱内，有效率可达99.95％。空气在进入手术室之前要选择合适的过滤器对其进行过滤处理，以保证达到所要求的尘埃浓度和细菌浓度。

（2）送风口：送风口集中布置于Ⅰ～Ⅲ级洁净手术室的手术台上方，使得包括手术台在内的一定区域处于洁净气流形成的主流区内。

（3）回风口：洁净手术部所有洁净室，应采用双侧下部回风；在双侧距离不超过 3 m 时，可在其中一侧下部回风，但不应采用四角或四侧回风。洁净走廊和清洁走廊可采用上回风。

2. 净化空气的处理流程

回风口及新风口进入的空气经空气处理器进行混合处理，初效、中效过滤器对混合后的空气进行过滤，加压风机、空气加温器等对过滤后的空气进行湿度、温度的处理，再将处理后的空气经送风口、风管输送至净化送风天花板，而后经过高效过滤器对空气进行终末处理，最终使其达到均压均流的状态，输送至手术间使用。

3. 净化空气的气流畅通

（1）单向流洁净室：即层流洁净室，采用气流挤排原理，由流线平行、方向单一、速度均匀的气流流过房间工作区整个截面的洁净室。可分为垂直单向流洁净室和水平单向流洁净室。

（2）乱流洁净室：气流流线不平行、方向不单一、流速不均匀，而且有交叉回旋的紊乱气流流过房间工作区整个截面的洁净室。Ⅱ、Ⅲ级洁净室采用置换气流、充填原理。

四、洁净手术室的管理要求

洁净手术室满足了外科手术发展的需要，通过采取分区管理、温湿度控制、空气质量控制以及净化空气系统的日常维护等手术室管理措施，能够有效创建并维持理想的洁净手术室环境。

（一）分区管理

1. 区域管理

严格区分洁净区与非洁净区，加强对洁净区的保护。手术间门、分区隔断门必须经常保持关闭状态。严禁开门进行手术。严格区分洁、污不同性质物品，按流程由专用通道运送。

2. 人员管理

医护人员在非限制区更换消毒的衣、裤、帽、鞋后方可进入半限制区。帽子应该是全遮盖式，头发不得外露。最好为无纺布封闭式工作衣。若选择分体式衣裤，应将手术衣下摆束在裤腰内以减少污染无菌区。中途如离开手术室，返回时应重新更换鞋、衣。严禁工作人员未更换消毒衣裤直接进入半限制区。经测试，人员基本静止时，发尘量（$\geqslant 0.5\ \mu m$）为 10×10^4 粒/（人·分钟），人员走动时发尘量为 50×10^4 粒/（人·分钟），故应尽量减少不必要的人员走动。

（二）手术室温湿度控制

1. 温度控制

适宜的温度应控制在 $22\sim25\ ℃$，不仅能减少空气中的细菌繁殖，也可减少手术患者及医护人员经汗腺排出细菌，以降低手术切口的感染率。如温度过高，医护人员身体排汗增加，随汗排出的尘菌会污染消毒过的切口皮肤和手术医生的手臂。如温度过低，因手术患者在术中体表裸露，易出现机体障碍性症状。温度调节时要注意每次调节 $2\sim3\ ℃$，逐渐调节到所需温度。

2. 湿度控制

（1）相对湿度选择依据四个原则：防止金属器械锈蚀；防止室内产生静电；满足人的舒适要求；不利于空气中微生物的生存。

（2）控制标准：Ⅰ、Ⅱ级手术室相对湿度控制在 40%～60%，Ⅲ、Ⅳ级手术室相对湿度控制在 35%～60%。

（三）手术间空气质量控制

1. 手术间的准备

由于手术间经过夜间洁净层流装置静置，每日第一台手术术前必须提前开机进行空气自净处理，达到自净时间后方可进行手术。连台手术则应在前一台手术结束后，立即进行室内的清洁擦拭，达到自净时间后，再开始下一台手术。自净时间要求为，Ⅰ级：15 分钟；Ⅱ级：25 分钟；Ⅲ级：30 分钟；Ⅳ级：40 分钟。

2. 减少室内障碍物对气流的干扰

洁净气流因匀速、方向单一地进入室内，若遇到障碍物可产生涡流把尘粒卷入到洁净空气中去，或者回风受阻挡而影响气流扩散，都有碍洁净室的自净能力。故应注意物品摆放和医务人员站立位置，以减少障碍物对气流的干扰。

在垂直单向流洁净室中，主要物品障碍为手术床上部的无影灯，因此无影灯最好采用单灯组成的骨架式无影灯，垂直单向流的手术台只需布置在工作区内即可。水平单向流洁净室对无影灯无特殊要求，主要应注意物品放置的位置，如麻醉头架及所用仪器设备，以避免阻挡气流；术者应处于水平平行流洁净室工作区内洁净度最高的工作带，从而防止出风口被污染而影响下游的洁净空气。

3. 手术间内正压控制

正压控制指室内的压力大于室外的压力，保证气流从室内流向室外。洁净手术室的正压是通过送入新风量的大小来决定的，即送风量大于回风量、排风量、漏风量之和。要注意调控送、回、排风出入口的风量变化，保持无菌区域内的压力高于外界，才能防止污染侵入。

（四）净化空气系统主要装置日常检查维护内容

1. 空气处理机组

每个月检查一次，清扫内部，尤其是对热交换器要用高压水枪冲洗。

2. 新风机组

每日检查一次，保持内部干净；初效过滤网每两天清洗一次，初效过滤器 1～2 个月更换；中效过滤器每周一检查，3 个月更换；亚高效过滤器一年一更换。

3. 高效过滤器

一年检查一次，当阻力超过设计初阻力 160Pa 或已经使用 3 年以上时应予以更换。排风机组中的中效、高效过滤器每年更换。如做特殊污染手术，每做一例手术必须更换，换下的过滤器必须密封运出，焚烧处理。

4. 送风天花板

每月检查一次，并清洁内部表面（防漏式天花板除外）。

5. 回风口过滤器

要定期检查，并每周清扫，每年更换一次。特殊污染手术术后应及时处理。

第二节　手术室常用物品和设备管理

随着外科手术技术的发展，越来越多的仪器设备和手术器械运用于手术过程中，不仅使用数量大幅上升，其精密度和技术含量也不断提高，因此如何正确操作使用，如何正确进行保养以及作为手术室护理人员，如何对手术室常用物品和设备进行管理，成为现代手术室护士所面临的挑战。

一、手术室常用仪器设备管理

手术室中使用的仪器设备大多精密且贵重，手术室护士应掌握不同仪器设备的工作原理及适用范围，正确操作各类仪器设备并妥善保养，使手术室仪器设备在手术操作中发挥应有的作用，最大限度降低损耗程度。

（一）高频电刀

1. 工作原理及适用范围

高频电刀是利用高密度的高频电流对局部生物组织产生集中热效应，使组织或组织成分汽化或爆裂，从而达到凝固或切割等医疗手术目的。目前所应用的高频电刀有两种主要的工作模式，分别为单极模式和双极模式。

（1）单极模式：单极模式即采用一完整的循环电路实现切割和凝固功能，该电路由高频电刀机器、电极板片、连接导线和电刀头组成。电流通过连接导线和电极穿过患者，再由电极板及其导线返回高频电刀的发生器。电刀头将高密度、高频电流聚集起来，产生高温，直接作用于所接触的组织，使蛋白质变性、血液凝固。单极模式适用于普通外科、神经外科、显微外科、胸外科、骨科、妇科、泌尿科、五官科、整形外科等各种外科手术和内镜手术。

（2）双极模式：双极电凝是通过双极镊子的两个尖端向机体组织提供高频电能，使双极镊子两端之间的血管脱水而凝固，达到止血的目的。它的作用范围只限于镊子两端之间，对机体组织的损伤程度和影响范围远比单极模式要小得多。双极模式适用于对脑组织切割、小血管封闭等。

2. 操作方法（以 Valley "Force FX" 型高频电刀为例）

接通电源，打开电刀主机上总电源开关。电刀机器进行自检程序，所有显示屏均显示"8"，所有指示灯均亮过一遍，同时伴有"嘟"的声音，电极板接口处显示黄色，表示自检通过可以使用。粘贴一次性电极板至患者身体合适部位，电极板连接接头插入电刀主机上的电极板接口处。连接单极手控电刀接头至电刀主机上的单极手控电刀接口处。调节电刀和电凝的输出功率至合适大小。电刀使用完毕后，将输出功率调节至最小，关闭总电源开关，丢弃一次性电极板及手控电刀，机器归位。

3. 注意事项

（1）设备检查：使用前应认真检查电线及连接线的完整性，

避免其发生折断、打结或扭曲。检查各个接头接口处是否有锈蚀松动。检查高频电刀所有附件是否工作正常，包括单极手控刀、转化器、脚踏开关。每一次重新开启高频电刀前，都应认真完成机器自检，方能使用。

（2）正确调试各功能键：根据各模式适用范围和手术需要，正确调试电刀功能键。以 Valley "Force FX" 型高频电刀为例，黄色的 "CUT" 为切割模式，其下 "LOW" "PURE" 和 "BLEND" 分别代表腹腔镜外科或精细组织切割、纯切割和伴有凝血功能切割；蓝色的 "COAG" 为凝血模式，其下 "DESICATE" "FULGURATE" 和 "SPRAY" 分别代表腹腔镜外科或精细组织凝血、有效非接触式凝血和喷射式凝血。

（3）防止高频电刀烧伤手术患者和手术人员：手术团队成员必须严格按照相应的手术室护理安全防范措施，正确粘贴电极板和使用高频电刀，防止烧伤手术患者和手术人员。

（二）超声刀止血仪

1. 工作原理和适用范围

超声刀头可实现 150 ℃ 的低温工作（相对于普通手术用电刀实现切割时为 200～300 ℃ 的温度而言），利用机械振动，促使组织蛋白氢键断裂，细胞崩裂，从而使组织被切开或凝固，可封闭达 5 mm 直径的血管。超声刀头大大减少了传统高频电刀可能导致的高温烧灼，减少在组织表面形成焦痂。另外由于整个刀头的工作过程没有电流通过人体，所以可以避免传统的电刀给人体带来电损伤的隐患。超声刀止血仪广泛适用于胃肠科、肝脏外科、泌尿外科、胸外科以及各类腔镜下手术。

2. 操作方法

连接超声刀主机电源线及脚踏开关，检查连接正确与否及松紧度。确定在器械准备和连接过程中，超声刀电源处于关闭状态。巡回护士和洗手护士连接超声刀手柄和无菌超声刀头（不同类型的超声刀机器须加装转化帽），洗手护士使用扭力扳手旋紧刀头，须听到"喀、喀"两声。巡回护士将手柄连接至超声刀主机，打开机器总开关，进行自检，自检完毕后，调节合适的功率及音量，根据需要调节手控或脚控模式。超声刀使用完毕后，关闭机器总开关，分离超声刀手柄和刀头，分离手柄、脚踏开关与主机的连接，机器归位。

3. 注意事项

超声刀应轻拿轻放，避免重压或掉落，避免超声刀头变形损坏。安装固定刀头时不能使用暴力，必须用专用扭力扳手将其卡紧。测试超声刀时钳口必须张开，并将刀头暴露在空气中或水中，确保刀芯周围无障碍。超声刀在测试、使用和清洗过程中，不允许触摸刀头，不允许触碰金属、骨骼等硬性物质，不允许钳口在没有钳夹组织时激发输出。超声刀的使用持续工作时间不应超过10秒，一般7秒就要断开，再进行第二次工作。洗手护士应每隔10～15分钟把刀头浸在水中，激发输出并轻轻抖动，把残留在刀头内的组织和血块去除，延长刀头寿命，保证切割、止血的有效性。

（三）超声外科吸引器

1. 工作原理及适用范围

超声外科吸引器（又称"CUSA"刀）是外科超声手术器械的一项新进展，其凭借电陶瓷将电能转变为机械振动，通过空化作用将目标组织粉碎切除，再经冲洗液混合乳化并负压吸除，不损伤血管壁、淋巴结、神经等周围重要结构。由于CUSA刀同时具备振动切除、冲洗和吸引三种功能，使手术操作准确迅速且术野清晰。CUSA刀适用于肝脏外科、神经外科、眼科手术、乳房手术等。

2. 操作方法（以德国"Sonoca3000型"超声外科吸引器为例）

术前检查主机、手机系列及连线、吸引冲洗管、脚踏开关，并使其呈备用状态。盖好吸引瓶，挂于主机侧面，将真空软管一端插入吸引瓶，另一端插入主机后面板插孔内，插上生理盐水挂于主机侧面，挂好生理盐水瓶，将脚控开关插头插到主机前面板下方插孔位。洗手护士将吸引冲洗管接头及手机连接线接头连接

| 第二章 手术室环境布局和常用物品管理 |

至待用的手机后侧三插孔相应位置，并将各连线的另一端接头交给巡回护士。巡回护士取下冲洗软管尖嘴塑料帽插入已消毒的生理盐水瓶，然后抬起主机侧面蠕动泵扳手，将冲洗软管较粗的一段放进蠕动泵并压好，放开滴水控制器，将吸引蓝管插头插到吸引瓶上。手机连线插头插到主机面板下方插孔处。开机自检，自检时间 60 秒左右。调节手机功率为 10%～30%，吸引量为 0.5～0.7bar，冲洗量为 10～20 mL/min。使用前按冲洗区的快速冲洗键"Fillinghose"直到手机刀头滴水为止。术后先关闭电源，再将各连线取下。

3. 注意事项

使用前确保手机及连线的接头处干燥。术中避免手机与其他金属器械碰撞，使用间隙及时收回，妥善放置。术中应利用每次使用结束后尚存的几秒吸引力，常将手机置于洁净的生理盐水中抽吸，保证吸引管道通畅。术后手机管道连接处先用疏通器疏通，然后用注射器冲洗内部组织残渣。严禁打开换能器外壳，切勿冲洗手机与连线的插孔。吸引冲洗管送供应室超声清洗机清洗，环氧乙烷灭菌后备用，手机外面用清水擦拭干净，高压灭菌后备用。

（四）手术显微镜

1. 工作原理及适用范围

手术显微镜是显微外科的必要设备，主要由光路系统和放大系统组成。其中光路系统由观察和照明两大独立部分组成，使人体组织、血管、神经的显微结构清晰显现，从而使手术医生通过显微镜的高倍放大完成常规手术不能完成的操作。手术显微镜一般由以下配件构成：电源、底座、主杆、平衡杆、显微镜（主刀镜、助手镜）、转换线。配套附属装置有各种放大倍数的目镜和物镜、示教镜、摄像和电视装置。手术显微镜适用于神经外科手术、眼科手术、移植手术、男科手术、小儿泌尿外科手术、断肢再植手术以及耳鼻咽喉手术。

2. 操作方法

移动手术显微镜至手术床边合适位置并固定。巡回护士连接

27

电源线、连接显微镜与转换器、连接显示器与摄影录像装置；手术医生选择合适物镜片后套上无菌显微镜套；松开平衡杆上关节钮，调至合适位置后固定旋钮；打开电源开关，调节亮度便可投入使用；术中医生根据手术需要调节光圈，必要时使用脚踏开关。使用完毕后，关闭显微镜光源，打开固定器将显微镜推离手术区域。拆下显微镜套，缩短显微镜手臂至最短距离。关闭总电源，收好电源线，将显微镜推至指定位置并踩下固定器。清洁显微镜镜头及表面，做好术后登记工作。

3．注意事项

（1）移动显微镜：推显微镜时，须先松开底座开关，两人推动机器，一人推显微镜主杆，一人扶住镜头，以免推动时损坏镜头，推时避免过于激烈、震荡，以免与其他物品相撞。

（2）镜片更换及保养：①换物镜片时需双手换取镜片，以免镜片坠落损坏，镜片不用时应置于固定硬盒内，不要与坚硬、尖锐等物品混放，以免损坏镜片。②物镜片清洁需用无水乙醇棉签擦拭，再用擦镜纸擦干，不可用纱布擦拭或用流动水冲洗。

（3）日常维护保养：①各种连线按自然弯曲度放置，不可打结、扭曲。②机器及配件使用后应放回固定位置，以免丢失。③显微镜应放置于清洁、干燥、平整、无油污处，远离高温、高热、明火。④保持显微镜清洁，无血迹、消毒液迹，存放时显微镜上覆盖中单，以免落灰。

（五）电动空气止血仪

1．工作原理及适用范围

电动空气止血仪通过高效气压泵快速泵气，充气于止血袖带，从而压迫并暂时性阻断肢体血流，达到最大限度制止创面出血并提供清晰无血流的手术视野的目的，有助于手术操作。电动空气止血仪通常由主机（包含面板）、电源连接线、气囊止血袖带及连接管道组成，其中主机面板上通常由压力显示屏、时间显示屏、功能键、报警静音键等构成。电动空气止血仪适用于骨科四肢手术和整形外科四肢手术。

2. 操作方法

巡回护士连接电源，测试止血带功能并设定压力及时间，根据手术部位选择适合的袖带，预先充气检查袖带性能，选择适宜绑止血带的肢体部位，预先在绑止血带部位缠裹棉纸（棉纸的宽度大于袖带宽度），然后放置袖带，消毒完成后手术医生抬起患肢即可充气使用。

3. 注意事项

使用电动空气止血仪前应仔细检查仪器及其配件是否齐全，性能是否完好。合理选择尺寸大小合适的袖带以及袖带放置的位置，使用过程中准确调试压力，严格控制充气时间，防止患者因电动空气止血仪使用不当造成损伤。

（六）C 型臂 X 线机（以下简称 C 型臂机）

1. 工作原理及适用范围

C 型臂机是一种可移动的 X 线机，可分为推动式和固定天花板式两种。C 型臂机通常由高压发生器、X 线管、操作控制台及图像显示器组成，通过机器内部的影像增强器在图像显示器上直接显示被检查部位的 X 线图像，必要时可自动保存图像，供反复观看和翻录到 X 线软片上。

2. 操作方法

松开 C 型臂机脚刹，将其推至手术床边合适位置，显示器放置于易于手术医生观看的位置。插上电源并开启电源开关，松开 C 型臂机上的制动开关，调整球管和接收器至拍摄位置后，锁定所有制动开关。按下操作控制台上的透视开关功能键，待手术人员做好防护措施后，选择手控或脚控开关进行放电拍摄。使用完毕后，关闭电源开关并拔取电源线，将 C 型臂机推出手术区域归位后，锁定所有制动开关。

3. 注意事项

C 型臂机应保持清洁，防止灰尘引起 X 线管表面放电而致球管破裂。操作 C 型臂机的人员必须经过专业培训，禁止非专业人员随意推动、摆弄或拆开机器。术中使用 C 型臂机时，手术室护士应注意无菌操作，预先在手术区域面上另铺无菌单，待照射结束后揭去。所有手术人员在 C 型臂机使用过程中应做好自我保护，尽可能防止辐射危害。

（七）保温/降温设备

手术室的降温/保温设备有空调、制冰机、恒温箱、水床等。

1. 手术室温度控制系统

层流手术室的温度可以通过中央控制面板进行调节，术中需要降温或升温时可以直接调节手术间的温度控制面板，便可使手术间内达到所需温度。

2. 制冰机

（1）配件：包括主机（主机盆内为 50%乙醇），冰盆，冰铲。

（2）适用范围：肾移植、肾部分切除、体外循环下心脏手术等。

（3）操作方法：①巡回护士术前保证主盆内 50%乙醇充足够用，手术前 20～30 分钟插上电源，打开开关机器预先制冷。②洗手护士上台后将无菌台布平铺于制冰机上，并在制冰机上方放置无菌冰盆。③巡回护士及时倒置无菌制冰液（生理盐水或心肌保养液）。④洗手护士及时用冰铲持续铲冰，最后制成雪花状的冰备用。

（4）注意事项：使用前用比重计测量乙醇比重，按照测量结果添加乙醇和注射用水，配制成 50%的比例，液体量以达到侧壁刻度线为准。

3. 恒温箱

（1）功能：恒温箱的主要功能是为手术室液体恒温加温。如生理盐水，蒸馏水、碘伏等恒温保温，减低在手术过程中由于液体过热或过冷造成的手术风险。

（2）操作方法：打开恒温箱开关，设定温度。放入需要加热的液体，等待加热，需要使用液体时取出使用即可。

（3）注意事项：①恒温箱内液体必须在当日内使用完毕，防止长期的保温导致液体变性。②恒温箱一般仅用于冲洗液体的加热，静脉使用的药液在无明确指征不用于恒温箱加热，防止液体变性。③常用于软包装袋液体加热，如为玻璃制品的加热应注意加热温度不宜过高，防止瓶身爆裂。

4. 水床

若术中需要进行深低温降温，术前即将水床铺于手术床之上，术中需要时即启动开关，达到辅助降温的效果。

二、手术室常用器械及操作技术

手术室器械是保证手术顺利进行的关键条件之一，也是手术室的重要组成部分，正确掌握器械的用途和传递方法，是手术室护士必备的基础技能之一。下面简单介绍一些常用器械的种类及传递方法。

（一）常用器械种类

1. 手术刀

手术刀由刀柄和刀片组装而成，一般用持针器协助安装刀片于刀柄上。刀片为一次性使用，型号有 11♯尖刀、15♯小圆刀、20♯中圆刀、22♯大圆刀等，刀柄的型号有 3♯、4♯、7♯。具体分类及用途如下：①中圆刀、大圆刀：用于切口皮肤、皮下、肌肉、骨膜等组织。②小圆刀：用于深部组织及眼科、冠状动脉搭桥等组织切割。③尖刀：用于切开血管、神经、胃肠及心脏组织。

2. 手术剪

手术剪分为组织剪（弯型）、线剪（直型）、骨剪和钢丝剪四大类，有长、短和大小之分以及头部的尖、钝之分；根据其形状、用途不同又有不同命名，如梅氏剪（又称解剖剪）、血管剪、眼科剪、子宫剪等。一般情况下，分离、剪开深部组织用长、薄刃、尖弯剪；游离剪开浅部组织用短、厚刃、钝弯剪；剪线、修剪引流管和敷料用直剪；剪断骨性组织用骨剪；剪截钢丝、克氏针等用钢丝剪。组织剪和线剪都用钝头剪，以免尖头剪操作时刺伤深部或邻近重要组织，细小尖头剪一般仅用于眼科或静脉切开等精细手术。一般不宜用除线剪之外的剪刀进行剪线或其他物品，以免刃面变钝。

3. 手术镊

手术镊主要用于夹持或提起组织，以便于剥离、剪开或缝合。手术镊分为有齿和无齿两种，并有长短等不同类型。根据形状、用途不同有不同命名，如有齿镊、无齿镊、眼科镊、血管镊、动脉瘤镊等。有齿镊用于夹持坚韧的组织，如皮肤、筋膜、肌腱和瘢痕组织，夹持较牢固；无齿镊用于夹持较脆弱的组织，如腹膜、胃肠道壁黏膜等，损伤性较小；尖头镊富有弹性，用于夹持细小而脆弱的神经、血管等组织；无损伤的精细镊用于显微手术血管的缝合。

4. 血管钳

用于钳夹血管或出血点，以达到止血的目的，也用于分离组织，牵引缝线和把持或拔出缝针等。血管钳有直、弯两种，并有多种长短大小不同型号。根据手术部位的深浅，分离和钳夹血管的大小，以及解剖的精细程度而选择应用。直型血管钳夹持力强、对组织损伤大，用于夹持较厚的坚韧组织或离断。较深部手术，选用不同长度的弯型血管钳，以利于操作方便和视野的清晰，中弯血管钳应用最广，蚊式钳用于脏器、血管成形等精细手术。

5. 持针器

持针器用于夹持缝针，协助缝线打结，有各种长度、粗细和大小型号，供不同手术深度和缝针大小选用，粗头持针器持力大，固定缝针稳，术中比较常用；细头持针器持力相对小，缝合操作范围小，多用于夹持小缝针或缝合深部组织。夹针时应用持针器尖端，并夹在针的中、后 1/3 交界处。

6. 组织钳

组织钳弹性较好，头端有一排细齿，用于钳夹组织、皮瓣和肿瘤包膜，作为牵引，协助剥离时提夹组织。有不同长度，粗细之分。

7. 阑尾钳

阑尾钳又称"爪形钳""灯笼钳"，阑尾钳轻巧而富有弹性，头端有较大的环口，钳夹后不致损伤组织。适用于夹持较脆弱的脏器和组织，如小肠、阑尾系膜、胃等。

8. 有齿血管钳

有齿血管钳较粗壮，钳夹力大，头端有齿，可防止钳夹的组织滑脱，常用于控制胃、肠切除的断端和肌肉切断等较厚、韧组织内的出血。

9. 直角钳

直角钳用于游离和绕过重要的血管、神经、胆管等组织的后壁，有时用于较大面积渗血时止血。

10. 肠钳

有弯、直两种，用于夹持肠管，齿槽薄细，对组织压榨作用小，用于暂时阻断胃肠道。

11. 海绵钳

头部呈卵圆状，所以又称卵圆钳，分有齿和无齿两种，弹性较好，有齿海绵钳主要用以夹持敷料、物品；无齿海绵钳可用于提持脆弱组织如肠管、肺叶或夹持子宫等。

12. 布巾钳

头端较锐利，铺巾时用于固定敷料或某些手术过程中用于牵拉皮瓣。

13. 拉钩

拉钩又称牵开器，用于牵开不同层次和深度的组织，显露手术野。拉钩种类繁多，术中可根据手术部位及方式进行选择。

甲状腺拉钩用于浅部切口的牵开显露；双头腹腔拉钩用于牵开腹壁；S拉钩用于深部切口的牵开显露；压肠板用于牵开肠段，暴露目标脏器；腹腔自动拉钩用于长时间牵开并固定腹腔或盆腔，并可分为二翼和三翼两种自动拉钩；胸腔自动拉钩用于胸腔、腰部切口的牵开显露；悬吊拉钩用于牵开上腹壁，主要用于胃、肝胆胰手术；后颅窝牵开器用于后颅窝、脊柱的牵开显露；脑压板用于牵压、保护脑组织；乳突牵开器用于撑开显露乳突、牵开头皮、牵开显露位于四肢的小切口。

传递拉钩前应先用生理盐水浸湿，使用时用湿纱布将拉钩与组织间隔开，防止组织损伤。

14. 吸引器

吸引器用于吸去手术野内血液以及脑、胸、腹腔内液体，使手术野清晰显露；也用于吸除空腔脏器内容物、囊性包块内液体以及脓肿内脓液，减少手术区域污染；也可用于组织的钝性分离。常用的吸引器有单管吸引头、侧孔单管吸引头和套管吸引头。侧孔单管吸引头可通过手术医生指腹按压侧孔，调节负压吸引力大小；套管吸引头可通过单孔吸引管配多侧孔外套，避免大网膜、肠壁等组织被吸附引起损伤或堵塞吸引口。

（二）各类器械传递方法

1. 手术刀装卸及传递方法

（1）洗手护士安装刀片时，用持针器夹持刀片前段背侧，轻轻用力将刀片与刀柄槽相对和；取刀片时，用持针器夹住刀片的尾端背侧，向上轻抬，推出刀柄。

（2）传递手术刀时，洗手护士应手持刀背，握住刀柄和刀片衔接处，将刀柄尾端交给手术者，不可刀刃朝向手术者，以免割伤手术者。洗手护士亦可将手术刀放于弯盘内进行传递。手术刀用完后，应及时收回并放在适当位置，以免滑落台下，造成手术者损伤。

2. 手术剪及各类血管钳传递方法

洗手护士右手拇指握于剪刀凸侧的上 1/3 处，四指握住凹侧中部，通过腕部的力量将器械的柄环打在手术者的掌心。

3. 手术镊传递方法

洗手护士手握镊尖端闭合开口，直立式传递。

4. 持针器传递方法

（1）持针器夹针穿线方法：洗手护士右手拿持针器，用持针器开口处的前 1/3 夹住缝针的后 1/3；然后将持针器交于左手握住，右手拇指与中指捏住缝线前端，将缝线穿入针孔；右手拇指顶住针孔，示指顺势将线头拉出针孔 1/3 后，并反折合并缝线卡入持针器的头部。

（2）传递持针器的方法：洗手护士右手捏住持针器的中部，针尖向外侧，利用手腕部运动，用适当的力气将柄环部拍打在术者掌心。或者将持针器放于弯盘内进行传递。

三、手术室常用缝线和缝针管理

缝线和缝针作为手术中重要的缝合止血、维持组织愈合张力的材料，其品种式样繁多。随着近几十年加工技术和工艺的革新，缝线和缝针在材质上有了突飞猛进的发展。手术室护士应掌握常用缝线和缝针的特点，根据其特点和具体手术操作，正确合理地配合传递缝线和缝针。

（一）常用外科缝线

外科缝线又称缝合线，用于各种组织和血管的缝扎、结扎、止血、牵引、对合以及关闭腔隙、管道固定等。

1. 良好的缝线应具备的条件

包括：①无菌性。②缝线于缝合打结后不易自行滑脱。③对组织伤口反应轻微，不利于细菌生长。④直径小、拉力大、能对抗组织内的收缩。⑤缝线种类齐全，以适合不同手术使用和不同组织缝合。

2. 缝线直径与型号的判断

所有缝线的直径粗细规格都有一定标准，通常以缝线的某一型号来表示该缝线的直径。缝线的型号以数字表示，①传统丝线以单个数字表示型号，如"1""4""7"等，数字越大，代表该缝线越粗，如传统"4"号丝线比传统"1"号丝线粗，直径大。②人工合成缝线或羊肠线以"数字-0"表示型号，如"1-0""2-0""3-0"等，"0"之前的数字越大，代表该缝线越细，如"2-0"的缝线比"1-0"的缝线细，直径小。

3. 缝线的分类

根据缝线的组织特性可将其分为可吸收缝线和不可吸收缝线；根据缝线的材料构造分为单纤维缝线（单股缝线）和多股纤维缝

线；也可根据缝线是否带针，分为带针缝线和不带针缝线。

（1）可吸收缝线：是指缝线植入组织后，通过机体组织酶分解吸收或水解过程吸收，随着时间的推移，缝线材料逐渐消失。目前临床常用可吸收缝线主要包括肠线、铬肠线和人工合成可吸收缝线，其中人工合成可吸收缝线与前两者比较有诸多优点：①强度高。②可于较长时间内维持缝线强度。③在一定时间内（60～90天）完全吸收，稳定并可预测，无患者个体差异。④组织反应较轻。常见的人工合成可吸收缝线有：Dexon、Vicryl、PDS、Maxon、Monocryl等。

可吸收缝线可用于胃肠道、胆道、子宫、膀胱、尿道等黏膜、肌层的缝合以及皮内缝合。

（2）不可吸收缝线：是指缝线在人体内不受酶的消化，同时不被水解吸收。

（二）常用外科缝针

缝针的目的是引导缝线穿过组织或血管，以完成缝合过程。大多数缝针有三个基本构成：针眼（或称锻模）、针体和针尖。

1. 针眼

缝针按针眼可分为封闭眼、裂缝眼（又称法国眼）和无针眼缝针。封闭眼缝针在末端有缝线穿过的封闭针眼，常见的有圆形和方形针眼；裂缝眼缝针，缝线可直接由裂缝嵌入；无针眼缝针又称连线针，是用激光在缝针末端纵向打孔，在显微镜下将缝线与缝针末端孔隙以机械性方式附着在一起，提供牢固平滑的结合点。无针眼缝针对组织牵拉小，对组织损伤小，有效避免了针孔漏血隐患。无针眼缝针多为一次性使用，有效防止交叉感染，目前被临床广泛使用。

2. 针体

针体指持针器夹持的部分，按形态可分为直针和弯针。直针多用于缝合皮肤、肌腱和胃肠道。弯针是临床最常用的缝针，按照其不同弧度，可分为1/4、3/8、1/2、5/8等，通常浅表组织可选用小弧度大弯针缝合，深部组织可选用大弧度小弯针缝合。1/4

弧度弯针常用于眼科和显微外科手术，1/2 弧度弯针常用于胃肠、肌肉、心肺血管手术，5/8 弧度弯针常用于泌尿生殖科及盆腔手术。

3. 针尖

针尖是指从缝针尖端直至针体最大横截面之间的部分。按针尖形态可分为圆针、角针、圆钝针、铲针等。

（1）圆针：除尖端尖锐外，其余呈现圆滑针体，能轻易穿透组织，但无切割作用，常用于皮下组织、腹膜、脏器、血管和神经鞘等的缝合以及胃肠道吻合。

（2）角针：针尖和针体截面均呈三角形，具有锐利的边缘，易于穿透坚韧、难以穿刺的组织，常用于皮肤、韧带、肌腱、骨膜、瘢痕组织的缝合及管道的固定。角针缝合后，有较大的针孔道，且易破坏周围的组织和血管，损伤性较大。

（3）圆钝针：圆针的尖端不尖而是圆钝，无锋利的刃，组织损伤较小，常用于易碎脆性组织、高度血管化组织，如肝、肾、脾。

（4）铲针：针尖极薄，针体扁平，常用于眼科显微手术，提供缝合时的高度平稳性。

四、手术室腔镜器械管理

近年来腔镜技术在众多外科领域应用广泛，对腔镜器械有效的管理是成功开展腔镜手术的基本条件。因此术中如何正确操作腔镜器械，术后如何正确地清洗、灭菌和保养，成为每一名手术室护士所必须掌握的知识与技能。

（一）常用腔镜器械

手术室常用腔镜器械包括气腹针、金属穿刺器或一次性穿刺套装（包括穿刺鞘和穿刺器内芯，常用 5 mm 或 10 mm）、腹腔镜镜头、分离钳、直角形分离钳、齿状抓钳、微型剪、持针器、钛夹钳、扇形压板、冲洗吸引器、电凝钩、双极电凝抓钳以及腔镜下吻合器等（图 2-1～图 2-9）。

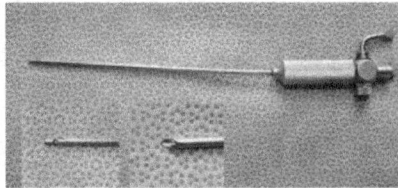

图 2-1　气腹针

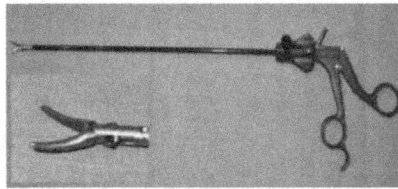

图 2-2　分离钳

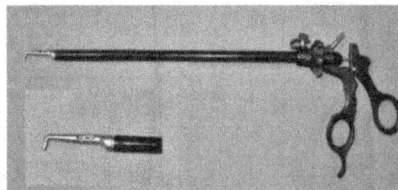

图 2-3　直角形分离钳

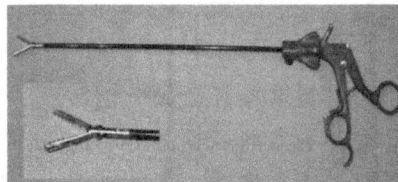

图 2-4　齿状抓钳

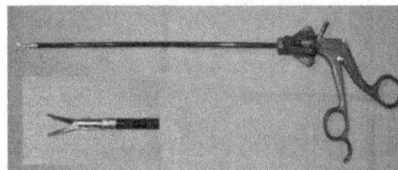

图 2-5　微型剪

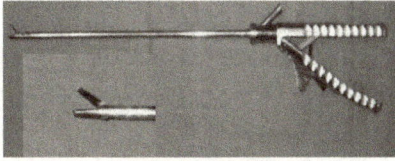

图 2-6　持针器

气腹针是通过前端一可弹性压入的钝头，建立气腹，防止建立气腹时意外损伤腹腔内脏器；穿刺器由穿刺器针芯、外套管和尾端防漏气的阀门组成，手术医生在穿刺完毕后拔取穿刺器针芯，由外套管作为通道将腔镜器械引入腹腔或胸外内进行操作；扇形压板常用于腹腔镜下胃肠手术，用于牵开腹腔内器官或组织；电凝钩用于分离疏松组织或烧灼胆囊床渗血面等。

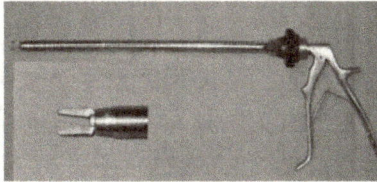

图 2-7　钛夹钳

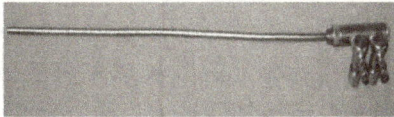

图 2-8　冲洗吸引器

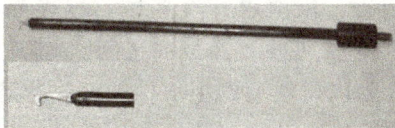

图 2-9　电凝钩

（二）腔镜器械的术中正确操作

1. 术前检查

洗手护士仔细检查器械的完整性，发现密封帽、螺丝等配件缺少或器械绝缘部分损坏应及时更换；由于腔镜手术对器械要求极高，因此洗手护士应仔细检查器械的功能，尤其是操作钳的旋转功能、闭合功能以及带锁器械的开、解锁功能，发现器械功能不佳应及时更换。

2. 术中管理

洗手护士应妥善固定连接摄像头及操作器械的连接线及各种管道。术中根据手术进展和手术医生需要及时正确传递腔镜器械，并且及时收回，避免腔镜器械或腹腔镜镜头意外掉落。及时擦净器械头端的血渍及污物。由于腔镜器械普遍较长，在传递过程中洗手护士应确保无菌操作，避免在传递过程中将器械的两端污染。

（三）腔镜器械的正确清洗与保养

1. 腔镜器械的正确清洗

彻底清洗是保证腔镜器械灭菌成功的关键。腔镜器械比普通器械的结构复杂，并附有管腔和大小不一的配件，极易残留血渍和有机物碎片，既影响灭菌效果又影响腔镜器械的使用寿命。因此腔镜器械的正确清洗应按以下步骤进行。

（1）拆卸：将腔镜器械彻底拆卸至最小化。

（2）初步清洗：用流动水冲洗腔镜器械表面明显的血渍和污渍。

（3）浸泡：将初步清洗过的器械放多酶洗液内浸泡5分钟，多酶洗液浸泡可以快速分解其器械上的蛋白及残留血渍、脂肪等有机物碎片。

（4）冲洗和刷洗：用清水冲洗器械，将表面残留的多酶洗液冲净，使用高压水枪彻底冲洗腔镜管腔及各部件；同时器械的轴节部、弯曲部、管腔内用软毛刷上下抽动3次达到彻底清洗。

（5）超声清洗：用自动超声清洗器清洗5～10分钟。

（6）水洗：再次将器械用流动水彻底清洗。

（7）干燥：①吹干：清洗结束后用气枪吹干。②烘干：采用烘干设备将器械进行烘干，适用于待用的器械，既可以在短时间内使器械各关节、管腔干燥，又可以保证低温灭菌的效果。

（8）腔镜镜头禁止用自动超声清洗器清洗，防止损坏。

2. 腔镜器械的保养

（1）腔镜镜头的保养：手术结束后使用蘸有多酶洗液或清水的湿纱布对镜头表面的血渍和污渍进行擦拭，镜面之外部分使用吸水较强的软布擦干，镜面用脱脂棉球或专用拭镜纸顺时针方向进行擦拭，避免用粗糙布巾擦拭，造成镜面损坏。

（2）日常维护及保养：器械护士应在每次腔镜器械使用后，仔细检查器械配件是否齐全，螺丝是否松动、腔镜镜头是否完好、器械是否闭合完全、器械绝缘部分有无损坏、穿刺器密封圈是否老化等，如有问题应及时维修或更换，以保证器械的正常使用。

（四）腔镜器械的灭菌与存放

1. 腔镜器械的灭菌

分离钳、冲洗吸引器、电凝钩、气腹针、金属穿刺器等常用腔镜操作器械通常使用压力蒸汽灭菌法。腹腔镜镜头等精密器械以及特殊不耐高压器械应使用环氧乙烷气体密闭灭菌法或过氧化氢低温等离子灭菌法。

2. 腔镜器械的存放

腔镜器械必须定点存放于专用橱柜内，不与普通器械混合放置。腔镜镜头一定要放置在原装盒内，不能重压。气腹针与一些可拆分的小零件要放在小盒内，以免折断和丢失。

五、外来手术器械管理

外来器械是指由医疗器械生产厂家、公司租借或免费提供给医院，可重复使用的医疗器械。它作为市场经济的新产物，是器械供应商在取得医院认可、主刀医生认定送到手术室临时使用的器械。这类器械节约了医院的开支，减低了医疗成本，减少了资源浪费，有手术针对性强、质量优异等特点，因此在骨科、五官科、脑外及胸外科内固定等领域得到广泛使用。

（一）外来器械的使用流程

1. 外来器械准入流程

外来器械必须是经过医院严格监控，器械科或采购中心应查看有关资料，符合《医疗器械监督管理条例》第26条规定：医疗器械经营企业和医疗机构从取得《医疗器械生产许可证》的生产企业或取得《医疗器械经营许可证》的经营企业购进合格的医疗器械，并验明产品合格证、进口注册证、准销证等卫生权威机构的认可证明，不得使用未经注册、过期失效或淘汰的医疗器械。

2. 外来器械接受流程

手术医生在预约手术时在手术申请单上备注外来器械的厂家、名称及数量等信息，以便手术室及供应室能及时知晓，同时通知器械供应商及时配备器械。器械供应商在规定时间内将器械送至供应室器械接收点，并提供植入物合格证及器械清单一式两份。经审核合格后交接签名。

3. 外来器械的清洗、包装、灭菌流程

彻底清洁是保证灭菌成功的关键，外来器械送至供应室前仅经过预清洗，因此外来器械送达后供应室器械护士必须按照消毒规范流程进行严格的器械清洗。清洗结束后再次进行清点核对，确认无误后再规范包装。包装标签上除常规的信息之外还应写上器械名称、公司名称、主刀医生姓名、患者信息等。最后按照规范进行灭菌，灭菌后进行生物监测，监测合格后给予发放。

4. 手术室护士核对与使用流程

器械送至手术室后，由手术室护士与供应室器械护士按照手术通知单，逐项核对相关内容，确认无误后接收器械，存入专用无菌储物架上。相关手术间护士凭手术通知单领取外科手术器械。手术开始前由洗手护士、巡回护士按器械包内清单共同核对，并经术者确认无误后方可开始手术。手术结束时，由洗手护士、巡回护士与术者共同核对所使用的内植入物名称、规格、数量等，及时填写器械清单及手术室器械交接本，同时将术中使用的外来器械信息存档保存。

5. 外来器械取回流程

使用后的器械经清洗处理，由器械供应商凭有效证件从手术室污物通道领取，并在器械清单和手术室器械交接本签名确认。因故暂停手术的器械，为减少资源浪费，可与器械供应商约定，在有效期内暂存于手术室，用于同类手术。器械过期或因其他原因需取回时，应在手术室器械交接本上签字。

（二）外来器械使用注意事项

1. 规范流程

建立规范的操作流程，建立质量控制和追溯机制，发现问题立即启动追溯系统。

2. 定期培训

定期由专业人员对手术医生、手术室护士进行外来手术器械使用的专业培训，以掌握器械的基本性能和操作方法。

六、手术植入物管理

随着社会的进步，医学的发展，新技术的应用，各类性能优异、造价不菲的植入物越来越多地应用到手术患者身上，通过手术将植入物种植、埋藏、固定于机体受损或病变部位，可达到支持、修复、替代其功能的作用。手术室应严格管理手术植入物，防止对患者造成意外不良后果。

（一）植入物的准入

1. 公开招标

医院通过定期举行的公开招标方式，择优录用质量性能可靠、价格适宜的产品作为本院常用产品。

2. 未中标植入物准入流程

未中标植入物若具有适合某些手术的特殊性能，手术医生可向医院提出临时申请，经审核、特殊批准后方可使用。

3. 厂家提供材料备案

生产厂家必须提供产品的所有信息，供使用方备案，以便日常监管以及发生问题后进行及时追溯。

（二）植入物在手术室使用的管理

手术植入物使用前手术医生应向手术室预约，手术室工作人员经核查后领取；所有手术植入物必须经过严格的清洗、包装、灭菌后，经生物监测，判定合格后方能使用。手术中使用植入物前，必须严格核对植入物型号规格、有效期及外包装完整性，避免错用、误用，造成不必要的浪费。使用后，手术室护士需填写所用植入物产品信息及数量，并附产品条形码，保存在病历中存档。未用完或废弃的一次性植入物需毁形，并交医院管理部门统一处理，以免造成不良后果。

七、手术室常用药品管理

手术室内常用药品，无论数量和种类都很多，主要以静脉用药和外用消毒药为主。手术室应制订严格的药品管理制度，对所有药品定点放置，专人管理，每一名手术室护士都应严格遵守药物使用制度，掌握常用药品性能，安全用药。

（一）手术室常用药品种类及管理要求

1. 手术室常用药品种类

包括具有镇静镇痛和催眠作用的麻醉类药物，糖类、盐类、酸碱平衡调节药物，心血管系统药物，中枢兴奋及呼吸系统药物，子宫兴奋类药物，利尿药，止血药和抗凝血药，各类抗生素激素类药物，生物制品剂和消毒防腐药物等。

2. 管理要求

（1）定点放置，专人管理：手术室应设立药物室、药品柜及抢救药车，并指定一名护士专门负责药品管理。

（2）分类放置：静脉用药应与外用消毒防腐药分开放置，并贴上标签，标签纸颜色有所区别。易燃易爆药品、对人体有损害的药品应妥善保管，远离火源或人群，并写有明显警句提示他人。生物制品及需要低温储存的药品置于冰箱内保存，每周定期派人清理一次，保持冰箱内整洁。

（3）药品使用制度：手术室所有药品均有明确的出入库记录，

每类药品均设有使用登记本，手术室护士如有领用均需在登记本上进行信息记录，由指定护士进行清点并补充。麻醉药、剧毒药和贵重药必须上锁，应班班清点，发现数量不符及时汇报并查明原因。

（4）领药周期：手术室药品基数不应太多，以免过期。一般常用药品每周领取一次，不常用药品每月领取一次，麻醉药、贵重药则根据每天使用情况领取。

（二）手术室药品的使用注意事项

1. 严格执行查对制度

定期检查药品柜的存药，发现过期、变色、浑浊或标签模糊不清的药品不得使用。术前访视及进行手术安全核查时，必须核对手术患者药物过敏史，并及时记录。术中使用药物时，配制、抽取药物必须两人核对，并保留原始药瓶，手术台上传递药物之前，洗手护士必须与手术医生口头进行核对；若术中须执行口头医嘱，巡回护士应将口头医嘱复述一遍，由手术医生确认后执行，术毕督促手术医生及时补全医嘱。

2. 熟练掌握药品性能

手术室用药要求快速、及时、准确，抢救患者时更是分秒必争，护士应熟悉抢救药品的药理作用与用途、剂量与用法、不良反应和配伍禁忌等，以利于抢救配合。手术室护士应熟悉常用抗生素的商品名、通用名、分类及常见过敏症状。此外，手术室外用消毒药较多，手术室护士必须了解每种消毒药的用法、有效浓度及浓度监测标准、达到消毒效果的时间以及对人体和物品有无损害等特点，同时指导其他有关人员正确使用。

第三章　手术感染

第一节　手术感染控制与预防

手术部位感染（SSI）是指围手术期（个别情况在围手术期以后）发生在手术切口深部器官或腔隙的感染，如切口感染、脑脓肿、腹膜炎等（图 3-1）。

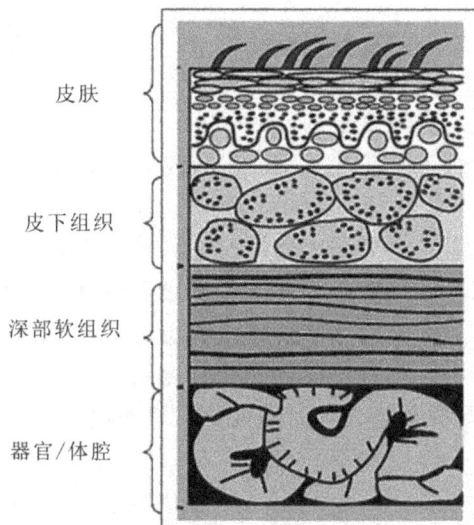

图 3-1　腹壁分层

手术部位感染分为以下三类，分别是表浅切口感染、深部切口感染和器官/腔隙感染。

表浅切口感染，指发生于手术后 30 天内，感染仅包括皮肤和皮下组织，并至少含以下一项：①切口表面脓性分泌物，有或无实验室证据。②从切口表面分泌液或组织中分离出非特异性的微生物。③具备至少以下症状或体征之一：疼痛或触痛，局限性的肿胀、发红、发热。④由外科医生或住院医生诊断。

不包括以下情况：①针眼脓肿（在针眼穿刺部位很小的炎症和分泌物）。②外阴切开术或新生儿包皮环切术后的感染。③烧伤部位的感染。④表面切口感染扩展到筋膜或肌肉层。

深部切口感染，指如无植入物，发生于手术后 30 天内；如有植入物，手术后 1 年内。感染包括深部软组织（筋膜或肌肉层），并至少含以下一项：①切口深部脓性分泌物，但不是来自器官/体腔。②切口深部裂开或由外科医生特意打开，同时具备至少以下症状或体征之一：发热大于 38 ℃，局限性疼痛或触痛，除非切口培养阴性。③通过直接检查、二次手术或组织病理学检查及影像学检查，发现深部切口脓肿或其他感染的证据。④由外科医生或住院医生诊断。

器官/腔隙感染，指如无植入物，发生于手术后 30 天内；如有植入物，手术后 1 年内。感染与手术有关并且包括部分解剖结构（如器官和腔隙），并至少含以下一项：①通过放置于器官/体腔的引流管引流出脓性分泌物。②从器官/体腔的分泌液或组织中分离出非特异性的微生物。③通过直接检查、二次手术或组织病理学检查及影像学检查，发现器官/体腔脓肿或其他感染的证据。④由外科医生或住院医生诊断。

一、常见致病菌及来源

引起手术部位感染的致病菌以细菌为主，主要来源于医务人员、手术患者和手术环境。

（一）常见致病菌

通常以细菌为主，包括金黄色葡萄球菌、表面葡萄球菌（凝固酶阴性葡菌）、肠球菌、大肠杆菌、假单胞菌。但随着广谱抗生素大量使用，疾病严重程度增加及患者免疫力缺陷，抗生素耐药性病原微生物有增加趋势，如耐甲氧西林金黄色葡萄球菌（MR-SA），由于预防性和治疗性抗生素的大规模使用，导致 MRSA 已成为手术部位感染的一种常见致病菌。MRSA 能分泌青霉素酶，产生对青霉素的耐药，已成为院内感染的重要病原菌之一。

（二）细菌来源

1. 医务人员

医务人员是手术部位医院感染微生物的重要传染源。虽然手术人员已完全按照无菌操作常规进行工作，但医务人员皮肤的鳞屑及内衣上的细菌，均有可能透过潮湿的手术衣、无菌巾等进入手术野或经过手术室内空气传播至手术野，使手术患者发生手术部位感染。

2. 手术患者

细菌来源于手术邻近的感染灶或有开口与外界相通的空腔脏器，如胃肠道、女性的生殖道等，在对上述部位进行手术过程中，这些部位所带有的细菌一旦污染了手术者的手套、无菌器械或无菌巾，而又未能及时更换，则造成邻近部位的感染。

3. 手术环境

管理严格的手术室环境不会是细菌传染源，但若空调系统设置不符合要求、手术器械和敷料处理不当、消毒剂的二次污染等均可导致生物气溶胶的产生而引起感染。此外手术间流动人员过多也是一个很重要的不利因素。

二、手术部位感染的危险因素

手术部位发生感染是多因素共同作用的结果，其中主要的两大因素是手术患者因素和手术因素。

（一）手术患者因素

当各种危险因素改变或破坏手术患者的防御机制时，其发生手术部位感染率将大大提高，其中危险因素可分为急性和慢性，其中急性危险因素包括高血糖、低体温、血容量不足、低氧、休克和输血等；慢性危险因素包括年龄（婴幼儿或老年人）、长期酗酒、慢性呼吸系统疾病、糖尿病、低蛋白血症、营养不良、肥胖、长期服用类固醇类药物或广谱抗菌药物、接受各种免疫抑制剂治疗等。

（二）手术因素

1. 内源性和外源性因素

内源性因素指病原微生物来自手术患者的皮肤、黏膜及与外界相通的脏器。特别是常驻菌群成为切口的致病微生物，对于有假体或植入物的手术患者更是如此。外源性因素指病原微生物来自手术人员、手术室环境（空气、物品表面）、侵入性仪器设备和材料。

2. 操作技巧

手术过程中由于手术医生的不当操作而引起术后感染，如损害健康组织，未彻底地清除坏死组织产生无效腔、滋生细菌等。

3. 手术持续时间

手术时间越长，术后感染率也越高。

三、手术室无菌技术原则

无菌技术是指在医疗、护理操作过程中，防止一切微生物侵入人体或防止无菌物品、无菌区域被污染的技术。手术中的无菌操作是预防手术部位感染、保证手术患者安全的关键。

（一）明确无菌概念、建立无菌区域

手术者腰部以上肩部以下以及治疗台面以上为无菌区，戴无菌手套的双手不得扶持无菌台边缘及边缘以下，如用物疑有污染或已被污染，应立即予以更换并重新灭菌。

（二）严格执行无菌物品管理要求

（1）无菌区内所用物品必须是灭菌的，若无菌包有破损、潮湿、可能污染时均视为有菌，不准使用。

（2）无菌物品坠落后，不可捡回使用。

（3）无菌物品一经取出，即使未使用，也不能放回无菌容器内，必须重新灭菌后再使用。

（4）无菌包打开后未被污染，超过 24 小时不可使用。

（三）术中执行无菌技术

（1）术中避免面对无菌区谈笑、咳嗽、打喷嚏。

（2）手术人员更换位置时，如两人邻近，一人双手放于胸前，与交换者采用背靠背形式交换；如非邻近，则由双方先面向手术台退出，然后交换。

（3）术中传递器械应从手术人员的胸前传递，不可从术者身后或头部传递，必要时可从术者上臂下传递，但不得低于手术台的边缘。

（4）接触过肿瘤及空腔脏器内部的污染器械放于固定容器内，与其他器械区分。

（5）保持无菌巾干燥，一旦浸湿立即更换或加层。

（6）术者手套破损或污染应及时更换。

（7）术中尽量减少开关门的次数，限制非手术人员进入手术间，减少人员走动，参观者距离手术人员 30 cm 以上。

四、预防手术部位感染的措施

控制手术部位感染应以预防为主，在细菌繁殖和局部感染发生及扩散前及时阻止，使机体免于感染。具体措施包括增强患者的抗感染能力、熟练掌握无菌操作技能、注意手术操作的技巧、加强管理、合理使用抗生素等，抓好术前、术中、术后各环节的防范感染的措施，达到控制感染的目的。

（一）管理要求

应当制订并完善外科手术部位感染预防与控制相关规章制度，并严格落实；要加强对临床医师、护士、医院感染管理专业人员的培训，掌握外科手术部位感染预防工作要点；应当开展外科手术部位感染的目标性监测，采取有效措施逐步降低感染率；严格按照抗菌药物合理使用有关规定，正确、合理使用抗菌药物；评估手术患者发生手术部位感染的危险因素，做好各项防控工作。

美国国家外科手术改良项目（the Surgical Care Improvement Project SCIP）也始终聚焦于降低手术部位感染，并罗列了7项预防手术部位感染的管理要求：①在手术开始前1小时内预防性使用抗生素。②应根据手术患者和手术情况，选择合理的抗生素使用。③手术结束后的24小时内，停止抗生素使用（心脏外科手术延长到48小时）。④心脏外科手术患者应维持术后清晨的空腹血糖≤200 mg/dL。⑤手术部位感染应在患者住院期间被诊断。⑥在必要的情况下，手术患者应进行适当的皮肤准备。⑦结直肠手术患者应在术后立即达到正常体温。

（二）手术前预防措施

1. 术前皮肤清洁

术前应彻底清洁手术切口和周围区域，去除所有污物、有机碎屑以及暂住菌，从而降低手术部位感染的风险。

2. 术前备皮

正确准备手术部位皮肤，彻底清除手术切口部位和周围皮肤的污染。术前是否需要进行备皮，应取决于手术患者的毛发数量、手术切口位置、手术方式、是否影响手术薄膜粘贴以及是否干扰电极板粘贴等综合因素。备皮前先评估手术患者皮肤情况，如手术部位皮肤有破损、痣、疣、疹等特殊情况，应谨慎处理。备皮时间应尽量接近手术开始时间，同时备皮不应在手术间中进行。

3. 皮肤消毒和准备

消毒前要彻底清除手术切口和周围皮肤的污染，采用卫生行政部门批准的合适的消毒剂以适当的方式消毒手术部位皮肤，严格按照不同手术切口部位的皮肤消毒范围进行消毒。

4. 预防性使用抗菌药物

预防性使用抗菌药物能够预防手术部位感染，包括切口感染和手术所涉及的器官、腔隙感染，但不包括与手术无直接关系、术后可能发生的全身性感染。

5. 外科洗手

参加手术的医务人员必须保持较短的指甲，不戴首饰。严格按照外科手消毒法进行洗手。

6. 感染或潜在感染手术人员的管理

有明显皮肤感染或者患感冒、流感等呼吸道疾病，以及携带或感染多重耐药菌的医务人员，在未治愈前不应当参加手术。重视术前手术患者的抵抗力，纠正水电解质的不平衡、贫血、低蛋白血症等。

7. 术前预防其他措施

劝导手术患者术前应戒烟，控制血糖水平，在做好充分术前准备的前提下，尽可能缩短术前住院天数；不减少和中断一些药物的使用（如类固醇等），不建议单纯通过营养支持控制感染（包括输血），不提倡通过提高伤口周围氧含量等预防感染。

（三）手术中预防措施

1. 手术室环境管理

手术间内人员的活动可能增加微生物的传播，手术间空气中的细菌会附着于灰尘、棉絮、皮肤碎屑以及呼吸道飞沫上。保证手术室良好的环境必须从以下两方面控制。

（1）控制微粒及微生物数量：术中手术门关闭，维持正压，维持气流一定流向；设备人员定期维护清洗过滤器，保证所需的换气次数及气流速度。尽可能减少手术人员出入手术房间的频率，工作人员避免交谈、正确佩戴口罩，避免物品表面长时间在空气中的暴露，尤其是各种植入物。手术室内的人员包括台上及台下人员尽量使用不会脱落颗粒的物品（如无粉手套）。

（2）维持地面环境清洁：手术过程中及时清除滴落在地面上的血迹、体液等，保持手术环境清洁。手术日晨或当日手术全部结束后，均采用湿性方式清扫地面、清洁物品表面。

2. 手术人员仪表要求

手术人员进入手术间前，应规范佩戴外科口罩和帽子，口、鼻、头发不外露。外科手消毒后穿无菌手术衣、戴无菌手套，如手术衣被污染或潮湿应立即更换，以避免术中微生物从手术人员的头发、暴露的皮肤和黏膜等向手术患者和无菌区域转移。手术人员避免直接接触手术患者的血液和体液，保证自身的安全。

3. 手术技术和管理

手术中医务人员必须严格遵循无菌技术原则；手术操作中尽量轻柔地接触组织，保持有效止血，最大限度地减少组织损伤；尽可能减少坏死组织、异物（如缝线、烧焦组织、坏死组织）的产生。手术过程中应维持手术患者正常体温，预防低体温的发生。放置引流管应当首选密闭负压引流，置管位置合适，引流管切口应尽量选择远离手术切口处；切口缝合前后，均应用消毒剂再次进行消毒，然后粘贴敷贴或按常规处理。

4. 物品灭菌要求

保证使用的手术器械、器具及物品等达到灭菌水平；常规采用供应室灭菌器灭菌物品。只在紧急情况下采用小型快速灭菌器灭菌。植入物不能采用小型快速灭菌器灭菌。

（四）手术后预防措施

病区医务人员严格按照操作流程操作，保证手术患者的安全，降低术后并发症的发生。

五、围手术期预防性抗菌药物的合理使用

围手术期应合理使用预防性抗菌药物，对可能发生的手术部位感染进行预防和控制。

（一）预防性应用抗菌药物的品种选择

手术医生应根据手术野有否污染或污染的可能性，决定是否使用预防性抗生素。术前已存在细菌性感染的手术，属抗菌药治疗性应用，不属预防性应用范畴。如需使用抗菌药物，其应覆盖常见病原菌，并注意不同部位的常见病原菌差别及耐药性变迁，同时应选用安全、便宜的抗菌药物。不常规使用高级抗生素（如万古霉素）作为预防性用药，除非已证明有耐甲氧西林金黄色葡萄球菌（MRSA）所致的手术部位感染（表3-1）。

表 3-1　外科手术分类及预防用药

手术种类	手术特点	预防用药
清洁手术	手术野为人体无菌部位，局部无损伤、炎症，不涉及呼吸、消化、泌尿生殖道等人体与外界相通器官	通常不用，仅用于高危手术患者
清洁 — 污染手术	由于手术部位存在大量人体寄殖菌群，可能污染手术野致感染	应使用预防性抗菌类药物
污染手术	自胃肠道较大量溢出，新鲜创伤，感染入侵途径为尿路或胆管，或有重大操作失误	应使用预防性抗菌类药物
严重污染—感染手术	急性细菌性炎症、创伤有坏死组织残留，异物，粪便污染	应使用治疗性抗菌药治疗

注：高危手术患者指手术范围大、时间长、污染机会增加、手术涉及重要脏器、一旦感染后果严重者、异物植入、高龄、免疫系统等高危患者。

（二）预防性使用抗菌药物的时机与途径

预防性使用抗菌药物，应于手术患者皮肤切开前 0.5～1 小时内静脉给予。如手术时间超过 3 小时而抗菌药物为短效者、术中失血量大（>1500 mL）或时间较长者、大面积烧伤者可在手术中追加使用抗菌药物，以维持组织中有效药物浓度。手术时间小于 2 小时的清洁手术，术前用药一剂即可。需要做肠道准备的手术患者，还需术前一天分次、足剂量给予非吸收性口服抗菌药物。对于治疗性抗菌药，应定期给出相应的药敏培养报告。

六、接台手术的感染控制

随着医院手术量的不断提升，手术室护士应在保证接台手术合理时间间隔的前提下，对接台手术的环境、物品及手术人员进行严格管理，实施接台手术的感染控制。

（一）接台手术环境管理

当手术间的地面无明显污染时，用清水擦拭即可；当地面被血液或体液污染时，除将污渍擦净外，还应使用 500 mg/L 有效氯消毒液拖地。普通手术室的空气消毒，在无人情况下应使用紫外线灯照射消毒；洁净手术室，应在净化系统运行下进行清洁工作，清洁工作完成后，不同级别手术间应运行一定时间达到自净要求后，方可进行下一台手术。

（二）接台手术物品管理

1. 手术标本

由巡回护士按《手术室标本管理制度》，将装有手术标本的容器或标本袋运送至标本间放置。

2. 废弃物

固体废弃物，通过污染走廊或采取隔离转移措施，运送到污物间；液体废弃物通过专用池直接倒入下水道（有完善污水处理系统的医院），或者消毒后倒入下水道。

3. 手术器械

应立即置于器械篮或整理箱内，使用干净的手术巾遮盖，通过污染走廊送至污物间，进行预处理，并送往供应室进行集中处理。

4. 仪器表面

如呼吸机、监护仪、输液泵等，尤其是频繁接触的仪器表面如按钮、操作面板等，应用 75％乙醇擦拭或按照仪器使用说明要求进行保洁、消毒处理。

（三）接台手术人员管理

手术人员应在手术间内脱掉手套、手术衣，非接台手术人员洗手后方可离开手术室；接台手术人员应重新进行外科手消毒，再按要求穿无菌衣、戴外科手套。接台手术人员的口罩或防护面罩潮湿或被血液、体液污染时应及时更换。

七、感染手术的管理

感染手术是指手术部位已受到病原微生物感染或直接暴露于感染区的手术，以及一些特殊化验指标异常的手术患者的手术。常见的一般感染手术有脓肿切开或切除，胃、肠、阑尾穿孔，烧伤感染、甲类传染病、结核、铜绿假单胞菌、甲氧西林耐药金黄色葡萄球菌（MRSA）、艾滋病、非典、破伤风、梅毒及各种病毒性肝炎患者等；特殊感染手术有：气性坏疽、朊毒体、突发原因不明的传染病原体的污染。手术过程中患者的血液、引流液、排泄物对周围环境和术者造成污染，如处理不当，可引起交叉感染，甚至引起某一菌种所致疾病的暴发流行，因此必须做好感染手术的标准预防，防止医务人员职业暴露。

（一）术前准备

1. 术前访视

对择期手术患者，手术室护士应于术前一天进行术前访视，较为全面地了解手术患者的整体情况，包括基础健康问题、皮肤准备情况、肠道准备情况、备血、配血、各项检查情况以及手术方案等，取得手术患者及家属理解和配合。密切关注手术患者的各项化验指标，如肝功能指标、HBV、HCV等。根据具体情况，合理安排次日的手术排班，如时间、手术房间、手术用物及人员等。

2. 手术安排

已知具有感染或传染性的手术患者，手术医生应在手术通知单上注明感染性疾病名称。感染手术应安排在感染手术专用手术间内实施，条件受限时则应安排在当日最后一台。有条件的医院，经接触传播的感染手术尽量安排在设有负压系统的感染手术间，经空气传播的感染手术必须安排在设有负压系统的感染手术间。对于急诊手术患者，缺少各项检查报告，应按感染手术进行处理。

3. 物品准备

手术间门口根据病原菌的传播途径悬挂相应的隔离牌，如空气隔离、接触隔离等。将手术间内本次手术不需要的物品移到室外，术前充分备好术中所需各种手术器械及物品，尽可能使用一次性铺单、手术衣及卫材用品等。若遇到艾滋病、外渗引流物较多、有皮肤感染型疾病等情况时，应选择使用一次性床单；开包后所有器械必须与器械单核对，无误后签字。

4. 手术患者转送

患有空气或飞沫传播疾病的手术患者应佩戴外科口罩。患有接触传播疾病的手术患者应更换清洁患服并使用敷料覆盖裸露的感染部位，同时应避免不必要的停留。手术患者转运床上粘贴隔离标识。

5. 隔离措施

参加手术的医务人员必须提高防护意识，做好个人防护，手术室应备好各类防护用品，如防护眼镜、面罩、防渗透的隔离衣等。当血液、体液可能飞溅到手术人员面部时，应戴防渗透的口罩和防护眼镜；当可能发生血液、体液大面积飞溅和污染手术人员身体时还应穿戴具有防渗透性能的隔离衣；有皮肤破损的手术人员应避免安排参加感染手术；台上所有手术人员应戴双层手套及防护眼镜或防护面罩。

（二）术中管理

巡回护士应始终保持手术间房门关闭，负压手术间应经常观察其负压维持情况。手术过程中手术成员要特别注意防止被针头、缝针、刀片等锐器刺伤。洗手护士应使用持针器装卸刀片，禁止用手装卸刀片；传递锐器时不能将锐利面直接放到术者手中；禁止将使用过的针头重新戴上针头套；禁止用手直接接触使用针头、刀片等锐器。术中使用的敷料、引流液、冲洗液、切下的组织等集中放置于无渗漏的袋或容器中，尽量减少周围环境和工作人员的污染。

（三）术后处理

1. 工作人员处理

手术人员将脱下的一次性手术衣、手套、鞋套、口罩、帽子放入双层黄色垃圾袋中，在手术间门口更换清洁鞋、口罩、帽子方可外出，经沐浴后更换洗手衣裤方可参加其他工作。

2. 手术器械、物品处理

再次与器械单核对数目并签名，将器械进行双层打包，第一层袋口在手术房内扎紧，第二层在手术房外套上，并表明感染种类，送供应室规定清洗机特殊程序处理；特殊感染手术后用 2000 mg/L的含氯消毒剂擦拭转运车及手术间内的一切物品，包括手术床、器械台、无影灯、吸引器、电刀等，如为严重特殊感染必须用 5000 mg/L 的含氯消毒剂擦拭。

3. 污物的处理

交换车、手术床床单床套、被套使用后立即更换，非一次性的敷料包括手术巾、手术衣、床单、被套等布类，应放在黄色袋中，袋口分层扎紧，标明敷料种类、数量、感染种类，送洗衣厂特殊处理；一次性医疗废弃物，包括一次性的敷料、一次性布类、一次性物品、纱布等用双层黄色医用垃圾袋分层严密包扎，统一回收处理；引流液加水加含氯消毒片配制成 2000 mg/L 含氯溶液浸泡 1 小时后倒净；针头、刀片和缝针等损伤性废物立即放入利器盒内；防护用品如防护镜、面罩、隔离衣等浸泡于 2000 mg/L含氯溶液 1 小时后洗净、晾干备用。

4. 污染环境的处理

一般感染手术后房间的地面、墙壁用 2000 mg/L 含氯消毒剂擦拭，特殊感染必须采用 5000 mg/L 含氯消毒剂擦拭，墙面要求擦到 2.5 m 以上，擦拭顺序为先干净后污染。当地面有明显污染时，应先用消毒剂覆盖消毒，再按照常规清洁消毒程序。

手术间内污染物品送出后，封闭手术间，采用层流过滤设施进行空气净化与消毒。经空气传播的感染手术或特殊感染手术，如结核手术，术后的负压手术间应手术结束至少负压持续运转 30 分钟后，再使用相应浓度的消毒剂进行清洁擦拭，并更换回风口过滤网，开启正压层流 12 小时后，空气培养阴性后开放手术间使用。

第二节　手术室常用消毒灭菌方法

作为医院的重点科室，手术室如何做好各项消毒隔离措施是整个手术室工作流程的关键。手术室是进行手术治疗的场所，完善消毒隔离管理是切断外源性感染的主要手段。

一、消毒灭菌基本知识

手术室护士应掌握消毒灭菌的基本知识，并且能够根据物品的性能及分类选用适合的物理或化学方法进行消毒与灭菌。

（一）相关概念

1.清洁

指清除物品上的一切污秽，如尘埃、油脂、血迹等。

2.消毒

清除或杀灭外环境中除细菌芽孢外的各种病原微生物的过程。

3.灭菌

清除或杀灭外环境中的一切微生物（包括细菌芽孢）的过程。

4.无菌操作

防止微生物进入人体或其他物品的操作方法。

（二）消毒剂分类

1.高效消毒剂

指可杀灭一切细菌繁殖体（包括分枝杆菌）病毒、真菌及其孢子等，对细菌芽孢（致病性芽孢）也有一定杀灭作用，达到高水平消毒要求的制剂。

2.中效消毒剂

指仅可杀灭分枝杆菌、真菌、病毒及细菌繁殖体等微生物，达到消毒要求的制剂。

3.低效消毒剂

指仅可杀灭细菌繁殖体和亲脂病毒，达到消毒要求的制剂。

（三）物品的危险性分类

1.高度危险性物品

高度危险性物品是指凡接触被损坏的皮肤、黏膜和无菌组织、器官及体液的物品，如手术器械、缝针、腹腔镜、关节镜、体内导管、手术植入物等。

2．中度危险性物品

中度危险性物品是指凡接触患者完整皮肤、黏膜的物品，如气管镜、尿道镜、胃镜、肠镜等。

3．低度危险性物品

仅直接或间接地和健康无损的皮肤黏膜相接触的物品，如牙垫、喉镜等，一般可用低效消毒方法或只作一般清洁处理即可。

二、常用的消毒灭菌方法

手术室消毒灭菌的方法主要分为物理消毒灭菌法和化学消毒灭菌法两大类，而其中压力蒸汽灭菌法、环氧乙烷气体密闭灭菌法和低温等离子灭菌法是最为普遍使用的手术室灭菌方法。

（一）物理消毒灭菌法

1．干热消毒灭菌法

适用于耐高温、不耐高湿等物品器械的消毒灭菌。

（1）燃烧法：包括烧灼和焚烧，是一种简单、迅速、彻底的灭菌方法。常用于无保留价值的污染物品，如污纸、特殊感染的敷料处理。某些金属器械和搪瓷类物品，在急用时可用此法消毒。但锐利刀剪禁用此法，以免刀锋钝化。

注意事项包括：使用燃烧法时，工作人员应远离易燃、易爆物品。在燃烧过程中不得添加乙醇，以免火焰上窜而致烧伤或火灾。

（2）干烤法：采用干热灭菌箱进行灭菌，多为机械对流型烤箱。适用于高温下不损坏、不变质、不蒸发物品的灭菌，不耐湿热器械的灭菌，以及蒸汽或气体不能穿透的物品的灭菌，如玻璃、油脂、粉剂和金属等。干烤法的灭菌条件为 160 ℃，2 小时；或 170 ℃，1 小时；或 180 ℃，30 分钟。

注意事项包括：①待灭菌的物品需洗净，防止造成灭菌失败或污物炭化。②玻璃器皿灭菌前需洗净并保证干燥。③灭菌时物品勿与烤箱底部及四壁接触。④灭菌后要待温度降到 40 ℃以下再开箱，防止炸裂。⑤单个物品包装体积不应超过 10 cm×10 cm×

20 cm，总体积不超过烤箱体积的 2/3，且物品间需留有充分的空间；油剂、粉剂的厚度不得超过 0.635 cm；凡士林纱布条厚度不得超过 1.3 cm。

2. 湿热消毒灭菌法

湿热的杀菌能力比干热强，因为湿热可使菌体含水量增加而使蛋白质易于被热力所凝固，加速微生物的死亡。

(1) 压力蒸汽灭菌法：压力蒸汽灭菌法是目前使用范围最广、效果最可靠的一种灭菌方法。适用于耐高温、耐高湿的医疗器械和物品的灭菌；不能用于凡士林等油类和粉剂类的灭菌。根据排放冷空气方式和程度不同，压力蒸汽灭菌法可分为下排式压力蒸汽灭菌器和预真空压力蒸汽灭菌器两大类。预真空压力蒸汽灭菌是利用机械抽真空的方法，使灭菌柜内形成负压，蒸汽得以迅速穿透到物品内部，当蒸汽压力达到 205.8 kPa（2.1 kg/cm²），温度达到 132 ℃ 或以上时灭菌开始，到达灭菌时间后，抽真空使灭菌物品迅速干燥。

预真空灭菌容器操作方法：①将待灭菌的物品放入灭菌容器内，关闭容器。蒸汽通入夹层，使压力达 107.8 kPa（1.1 kg/cm²），预热 4 分钟。②启动真空泵，抽除容器内空气使压力达 2.02.7 kPa。排除容器内空气 98% 左右。③停止抽气，向容器内输入饱和蒸汽，使容器内压力达 205.8 kPa（2.1 kg/cm²），温度达 132 ℃，维持灭菌时间 4 分钟。④停止输入蒸汽，再次抽真空使压力达 8.0 kPa，使灭菌物品迅速干燥。⑤通入过滤后的洁净干燥的空气，使灭菌容器内压力回复为零。当温度降至 60 ℃ 以下，即可开容器取出物品。整个过程需 25 分钟（表 3-2）。

表 3-2　蒸汽灭菌所需时间（分钟）

	下排气（Gravity）121 ℃	真空（Vacuum）132 ℃
硬物（未包装）	15	4
硬物（包装）	20	4
织物（包裹）	30	4

注意事项包括：①高压蒸汽灭菌须由持专业上岗证人员进行操作，每日合理安排所需消毒物品，备齐用物，保证手术所需。②每日晨第一锅进行 B-D 测试，检查是否漏气，具体要求如下：放置在排气孔上端，必须空锅做，锅应预热。用专门的 B-D 测试纸，颜色变化均匀视为合格。③下排式灭菌器的装载量不得超过柜室内容量的 80%，预真空的装载量不超过 90%。同时预真空和脉动真空的装载量又分别不得小于柜室内容量的 10% 和 5%，以防止"小装量效应"残留空气影响灭菌效果。④物品装放时，相互间应间隔一定的距离，以利蒸汽置换空气；同时物品不能贴靠门和四壁，以防止吸入较多的冷凝水。⑤应尽量将同类物品放在一起灭菌，若必须将不同类物品装在一起，则以最难达到灭菌物品所需的温度和时间为准。⑥难于灭菌的物品放在上层，较易灭菌的小包放在下层，金属物品放下层，织物包放在上层。金属包应平放，盘、碗等应处于竖立的位置，纤维织物应使折叠的方向与水平面成垂直状态，玻璃瓶等应开口向下或侧放，以利蒸汽和空气排出。启闭式筛孔容器，应将筛孔打开。

（2）煮沸消毒法：现手术室一般较少使用此方法。适用于一般外科器械、胶管和注射器、饮水和食具的消毒。水沸后再煮 15～20 分钟即可达到消毒水平，但无法作灭菌处理。

注意事项包括：①煮沸消毒前，物品必须清洗干净并将其全部浸入水中。②物品放置不得超过消毒容器容积的 3/4。③器械的轴节及容器的盖要打开，大小相同的碗、盆不能重叠，空腔导管需先在管腔内灌水，以保证物品各面与水充分接触。④根据物品性质决定放入水中的时间：玻璃器皿应从冷水或温水时放入，橡胶制品应在水沸后放入。⑤消毒时间应从水沸后算起，在消毒过程中加入物品时应重新计时。⑥消毒后应将物品及时取出，置于无菌容器中，取出时应在无菌环境下进行。

3. 光照消毒法

其中最常用的是紫外线灯消毒。适用于室内、物体表面和水及其他液体的消毒。紫外线属电磁波辐射，消毒使用的为 C 波紫外线，波长为 200～275 nm，杀菌较强的波段为 250～270 nm。紫外线的灭菌机制主要是破坏微生物及细菌内的核酸、原浆蛋白和菌体糖，同时可以使空气中的氧电离产生具有极强杀菌能力的臭氧。

注意事项包括：①空气消毒采用 30 W 室内悬吊式紫外线灯，室内安装紫外线灯的数量为每立方米不少于 1.5 W 来计算，照射时间不少于 30 分钟，有效距离不超过 2 m。紫外线灯安装高度应距地面 1.5～2 m。②紫外线消毒的适宜温度范围为 20～40 ℃，消毒环境的相对湿度应≤60%，如相对湿度＞60%时应延长照射时间，因此消毒时手术间内应保持清洁干燥，减少尘埃和水雾。③紫外线辐射能量低，穿透力弱，仅能杀灭直接照射到的微生物，因此消毒时必须使消毒部位充分暴露于紫外线照射范围内。④使用过程中，应保持紫外线灯表面的清洁，每周用 95%乙醇棉球擦拭一次，发现灯管表面有灰尘、油污时应随时擦拭。⑤紫外线灯照射时间为 30～60 分钟，使用后记录照射时间及签名，累计照射时间不超过 1000 小时。⑥每 3～6 个月测定消毒紫外线灯辐射强度，当强度低于 70 $\mu W/cm^2$ 时应及时更换。新安装的紫外线灯照射强度不低于 90 $\mu W/cm^2$。

4. 低温等离子灭菌法

低温等离子灭菌法是近年来出现的一项物理灭菌技术，属于新的低温灭菌技术。适用于不耐高温、湿热如电子仪器、光学仪器等诊疗器械的灭菌，也适用于直接进入人体的高分子材料，如心脏瓣膜等，同时低温等离子灭菌法可在 50 ℃ 以下对绝大多数金属和非金属器械进行快速灭菌。等离子体是某些中性气体分子在强电磁场作用下，产生连续不断的电离而形成的，其产生的紫外线、γ 射线、β 粒子、自由基等都可起到杀菌作用，且作用快，效果可靠，温度低，无残留毒性。

注意事项包括：①灭菌前物品应充分干燥，带有水分湿气的物品容易造成灭菌失败。②灭菌物品应使用专用包装材料和容器。③灭菌物品及包装材料不应含植物性纤维材质，如纸、海绵、棉布、木质类、油类、粉剂类等。

5. 电离辐射灭菌法

又称"冷灭菌"，用放射性核素 γ 射线或电子加速器产生加速粒子辐射处理物品，使之达到灭菌。目前国内多以核素^{60}Co 为辐射源进行辐射灭菌，具有广泛的杀菌作用，适用于金属、橡胶、塑料、一次性注射器、输液、输血器等，精密的医疗仪器均可用此法。

（二）化学消毒灭菌

化学消毒灭菌法是利用化学药物渗透到菌体内，使其蛋白质凝固变性，酶蛋白失去活性，引起微生物代谢障碍，或破坏细胞膜的结构，改变其通透性，使细菌破裂、溶解，从而达到消毒灭菌作用。现手术室常用的化学消毒剂有 2％戊二醛、环氧乙烷、过氧化氢、过氧乙酸等，下面对几种化学消毒灭菌方法进行简介。

1. 环氧乙烷气体密闭灭菌法

环氧乙烷气体是一种化学气体高效灭菌剂，其能有效穿透玻璃、纸、聚乙烯等材料包装，杀菌力强，杀菌谱广，可杀灭各种微生物，包括细菌芽孢，是目前主要的低温灭菌方法之一。适用于不耐高温、湿热如电子仪器、光学仪器等诊疗器械的灭菌。此外，由于环氧乙烷灭菌法有效期较长，因此适用于一些呈备用状态、不常用物品的灭菌。但是影响环氧乙烷灭菌的因素很多，例如环境温湿度、灭菌物品的清洗度等，只有严格控制相关因素，才能达到灭菌效果。

注意事项包括：①待灭菌物品需彻底清洗干净（注意不能用生理盐水清洗），灭菌物品上不能有水滴或水分太多，以免造成环氧乙烷的稀释和水解。②环氧乙烷易燃易爆且具有一定毒性，因此灭菌必须在密闭的灭菌器内进行，排出的残余环氧乙烷气体需经无害化处理。灭菌后的无菌物品存放于无菌敷料间，应先通风处理，以减少毒物残留。在整个灭菌过程中注意个人防护。③环氧乙烷灭菌的包装材料，需经过专门的验证，以保证被灭菌物品灭菌的可靠性。

2. 戊二醛浸泡法

戊二醛属灭菌剂，具有广谱、高效杀菌作用，对金属腐蚀性小，受有机物影响小。常用戊二醛消毒灭菌的浓度为 2%。适用于不耐热的医疗仪器和精密仪器的消毒灭菌，如腹腔镜、膀胱镜等内镜器械。

注意事项包括：①盛装戊二醛消毒液的容器应加盖，放于通风良好处。②每日由专人监测戊二醛的浓度并记录。浓度＞2.0%（指示卡为均匀黄色）即符合要求，若浓度＜2.0%（指示卡全部或部分白色）即失效。失效的消毒液应及时处置，浸泡缸清洗并高压蒸汽灭菌后方可使用。③戊二醛消毒液的有效期为 7 天，浸泡缸上应标明有效起止日期。④戊二醛对皮肤黏膜有刺激，防止溅入眼内或吸入体内。⑤浸泡时，应使物品完全浸没于液面以下，打开轴节，使管腔内充满药液。⑥灭菌后的物品需用大量无菌注射用水冲洗表面及管腔，待完全冲净后方能使用。

3. 低温湿式灭菌法

使用的灭菌剂为碱性强氧化灭菌剂，适用于各种精密医疗器械，如牙科器械、内镜等多种器械（软式和硬式内视镜、内视镜附属物、心导管和各种手术器械）的灭菌。该法通过以下机制起到灭菌作用。①氧化作用：灭菌剂可直接对细菌的细胞壁蛋白质进行氧化使细胞壁和细胞膜的通透性发生改变，破坏了细胞的内外物质交换的平衡，致使生物死亡。②破坏细菌的酶系统：当灭菌剂分子进入细胞体内，可直接作用于酶系统，干扰细菌的代谢，抑制细菌生长繁殖。③碱性作用：碱性（pH＝8）过氧乙酸溶液，使器械的表面不会粘贴有机物质，其较强的表面张力可快速有效地作用于器械的表面及内腔。

注意事项包括：①放置物品时应先放待灭菌器械，后放灭菌剂。②所需灭菌器械应耐湿，灭菌前必须彻底清洗，除去血液、黏液等残留物质，并擦干。③灭菌后工艺监测显示"达到灭菌条件"才能使用。

三、器械的清洗、包装、消毒和灭菌

正确的清洗、包装、灭菌是保障手术成功的关键之一，手术室护士应严格按规范流程对手术器械进行相应处理。

（一）器械的清洗流程及注意事项

1. 器械的清洗流程

（1）冲洗：流动水冲洗。

（2）浸泡：将器械放入多酶溶液中预浸泡 10 分钟，根据污染程度更换多酶溶液，每天至少更换一次。

（3）超声清洗：将浸泡后的器械放入自动超声清洗箱内清洗10 分钟。

（4）冲洗：放入冲洗箱内冲洗 2 次，每次为 3 分钟。

（5）上油：在煮沸上油箱内加入器械专用油进行煮沸上油。

（6）滤干：将上好油的器械放入滤干器中滤干水分。

（7）烘干：将器械放入烘干箱，调节时间为 5～6 分钟，温度为 150～160 ℃。

2. 清洗器械自我防护措施

应严格按照消毒供应中心个人防护要求进行穿戴防护措施。

3. 器械清洗注意事项

机械清洗适用于大部分常规器械的清洗。手工清洗适用于精密、复杂器械的清洗和有机物污染较重器械的初步处理，遇复杂的管道类物品应根据其管径选择合适口径的高压水枪进行冲洗。精密器械的清洗，应遵循生产厂家提供的使用说明或指导手册。使用超声波清洗之前应检查是否已去除较大的污物，并且在使用前让机器运转 5～10 分钟，排除溶解于内的空气。

（二）器械的包装

1. 包装材料

包装材料必须符合 GB/T19633 的要求。常用的包装材料包括硬质容器、一次性医用皱纹纸、一次性无纺布、一次性纸塑袋、一次性纸袋、纺织物等。纺织物还应符合以下要求：为非漂白织

物，包布除四边外不应有缝补针眼。

2. 包装方法

灭菌物品包装分为闭合式与密封式包装。①闭合式包装适用于整套器械与较多敷料合包在一起，应有2层以上包装材料分2次包装。贴包外指示胶带及标签，填写相关信息，签名确认。②密封式包装如使用纸袋、纸塑袋等材料，可使用一层，适用器械单独包装。待包装物品必须清洁干燥，轴节打开，放入包内化学指示卡后封口。包外纸面上应有化学指示标签。

3. 包装要求

(1) 无纺布包装应根据待包装的物品大小、数量、重量，选择相应厚度与尺寸的材料，2层分2次闭合式包装，包外用2条化学指示带封包，指示胶带上标有物品名、灭菌期及有效期，并有签名。

(2) 全棉布包装应有4层分2次闭合式包装。包布应清洁、干燥、无破损、大小适宜。初次使用前应高温洗涤，脱脂去浆、去色。包布使用后应做到"一用一清洗"，无污迹，用前应在灯光下检查无破损并有使用次数的记录。

(3) 纸塑袋封口密封宽度应≥6 mm，包内器械距包装袋封口处≥2.5 cm。密封带上应有灭菌期及有效期。

(4) 用预真空和脉动真空压力蒸汽灭菌器的物品包，体积不能超过30 cm×30 cm×50 cm，金属包的重量不超过7 kg，敷料包的重量不超过5 kg；下排气式压力蒸汽灭菌器的物品包，体积不能超过30 cm×30 cm×25 cm。盆、碗等器皿类物品，尽量单个包装，包装时应将盖打开，若必须多个包装在一起时，所用器皿的开口应朝向一个方向。摆放时，器皿间应用纱布隔开，以利蒸汽渗入。

(5) 能拆卸的灭菌物品必须拆卸，暴露物品的各个表面（如剪刀和血管钳必须充分撑开），以利灭菌因子接触所有物品表面；有筛孔的容器，应将盖打开，开口向下或侧放，管腔类物品如导管、针和管腔内部先用蒸馏水或去离子水湿润，然后立即灭菌。

(6) 根据手术物品性能做好保护措施，如为尖锐精密性器械应用橡皮套或加垫保护。

（三）器械的灭菌

（1）高度危险性物品，必须灭菌；中度危险性物品，消毒即可；低度危险性物品，消毒或清洁。

（2）耐热、耐湿物品灭菌首选压力蒸汽灭菌。如：手术器具及敷料等。

（3）油、粉、膏等首选干热灭菌。

（4）灭菌首选物理方法，不能用物理方法灭菌的选化学方法。

（5）不耐热物品如各种导管、精密仪器、人工移植物等可选用化学灭菌法，如环氧乙烷灭菌等，内镜可选用环氧乙烷灭菌、低温等离子灭菌、低温湿式灭菌器。

四、手术室的环境管理

手术室环境管理是控制手术部位感染的重要环节，目前手术室环境可分为洁净手术室与非洁净手术室两大类。洁净手术室因采用空气层流设备与高效能空气过滤装置，达到控制一定细菌浓度和空气洁净度级别（动态），无须进行空气消毒。而非洁净手术室在手术前后，通常采用紫外线灯照射、化学药物熏蒸封闭等空气消毒方法（静态）。

（一）紫外线照射消毒法

手术室常采用 30 W 和 40 W 直管式紫外线消毒灯进行空气消毒，同时控制电压至 220 V 左右，紫外线吊装高度至 2 米，空气相对湿度至 40%～60%，使消毒效果发挥最佳。紫外线照射消毒方式以固定式照射法最为常见，即将紫外线消毒灯悬挂于室内天花板上，以垂直向下照射或反向照射方式进行照射消毒。照射消毒要求手术前、后及连台手术间连续照射时间均大于 30 分钟，紫外线灯亮5～7 分钟后开始计时。

（二）过氧乙酸熏蒸消毒法

一般将 15% 的过氧乙酸配制成有效浓度为 0.75～1.0 g/m³ 后加热蒸发，现配现用。要求室温控制在 22～25 ℃，相对湿度控制在

60%～80%，密闭熏蒸时间为 2 小时，消毒完毕后进行通风，过氧乙酸熏蒸消毒法可杀灭包括芽孢在内的各种微生物。由于具有腐蚀和损伤作用，在进行过氧乙酸熏蒸消毒时，应做好个人防护措施。

（三）甲醛熏蒸消毒法

常温，相对湿度70%以上，可用 25 mL/m³ 甲醛添加催化剂高锰酸钾或使用加热法释放甲醛气体，密闭手术间门窗 12 小时以上，进行空气消毒。由于甲醛可产生有毒气体，该空气消毒方法已逐渐被淘汰。

五、无菌物品的存放

无菌物品存放原则及要求如下。

（一）无菌物品存放原则

无污染、无过期、放置有序等。

（二）存放环境质量控制

保证良好的温度（＜24 ℃）、湿度（＜70%），每日紫外线灯空气消毒 2 次，每次≥30 分钟。

（三）无菌物品存放方法

将无菌器材包置于标准灭菌篮筐悬挂式存放（从灭菌到临床使用都如此）。应干式储存，灭菌后物品应分类、分架存放在无菌物品存放区。一次性使用无菌物品应去除外包装后，进入无菌物品存放区。要求载物架离地 20～25 cm，离顶 50 cm，离墙远于5～10 cm，按顺序分类放置。

（四）无菌物品的有效期

无菌物品存放的有效期受包装材料、封口严密性、灭菌条件、存放环境等诸多因素影响。当无菌物品存放区的温度＜24 ℃，相对湿度＜70%，换气次数达到 4～10 次/小时，使用纺织品材料包装的无菌物品有效期宜为 14 天；未达到环境标准时，有效期宜为7 天。医用一次性纸袋包装的无菌物品，有效期宜为 1 个月；使用一次性医用皱纹纸、医用无纺布包装的无菌物品，有效期宜为6 个月；使用一次性纸塑袋包装的无菌物品，有效期宜为 6 个月。硬质容器包装的无菌物品，有效期宜为 6 个月。

第四章 手术室应急情况处理

第一节 心搏骤停

心搏骤停是指各种原因（如急性心肌缺血、电击、急性中毒等）所致的心脏突然停止搏动，有效泵血功能消失造成全身循环中断、呼吸停止和意识丧失引起全身严重缺血、低氧。一旦发生手术患者心搏骤停，手术团队成员应第一时间进行快速判断，并实施心肺复苏术。

一、术中发生心搏骤停的原因

（一）各种心脏病

如心肌梗死、心肌病、心肌炎、严重心律失常、严重瓣膜疾病。

（二）麻醉意外

术中麻醉过深，或大量应用肌松剂，或气管插管引起迷走神经兴奋性增高，使原来有病变的心脏突然停跳。

（三）药物中毒或过敏

常见的如局麻药（普鲁卡因胺）中毒，抗生素过敏、术中血液制品过敏等。

（四）心脏压塞

心脏外科手术，如术中止血未完全或术中出血未及时引流出心包，易形成血块导致心脏压塞。

（五）血压骤降

如快速大量失血、失液，或术中过量使用扩血管药物（如硝普钠），可使手术患者血压骤降至零，心搏骤停。

二、心肺复苏术的实施

心肺复苏术（CPR）是针对呼吸心跳停止的急症危重患者所采取的抢救关键措施，即胸外按压形成暂时的人工循环并恢复自主搏动，采用人工呼吸代替自主呼吸，快速电除颤转复心室颤动，以及尽早使用血管活性药物重新恢复自主循环的急救技术。若手术患者因心脏压塞引起心脏呼吸骤停应当马上实行手术，清除心包血块。心跳呼吸骤停急救有效的指标：触及大动脉搏动，收缩压 8 kPa（60 mmHg）以上；皮肤、口唇、甲床颜色由紫转红；瞳孔缩小，对光反射恢复，睫毛反射恢复；自主呼吸恢复；心电图表现室颤波由细变粗。

（一）迅速评估

如果为术中已实施麻醉监护的手术患者，可以通过监护仪实时监测数据和触摸颈动脉搏动，判断脉搏和呼吸；但不可反复观察心电示波，丧失抢救时机；如果为术中未实施麻醉监护的手术患者，则手术室护士或手术医生应迅速判断其意识反应、脉搏和呼吸情况，若手术患者意识丧失，深昏迷，呼之不应，医护人员用2个或3个手指触摸患者喉结再滑向一侧，于此平面的胸锁乳突肌前缘的凹陷处，触摸颈动脉搏动，检查至少 5 秒，但不要超过 10 秒，如果 10 秒内没有明确地感受到脉搏，应启动心肺复苏应急预案。

（二）启动心肺复苏应急预案

如果麻醉师在场，手术室护士应配合麻醉师和手术医生一同进行心肺复苏术；如果为局麻手术患者，手术室巡回护士应当立刻呼叫麻醉师帮助，同时协助手术医生开始心肺复苏术。

（三）胸外按压及呼吸复苏

1. 胸部按压

抢救者站于手术患者的一侧，使手术患者仰卧在坚固平坦的手术床上，如果手术患者为特殊体位如俯卧位、侧卧位，手术团队应将其翻转为仰卧位，翻转时应尽量使其头部、颈部和躯干保持在一条直线上。抢救者一手的掌根放在手术患者胸部中央，另一手的掌根置于第一只手上，伸直双臂，使双肩位于双手的正上方。按压时要求用力快速按压，胸骨下陷至少 5 cm，按压频率至少 100 次/分钟，每次按压后让胸壁完全回弹，尽量减少按压中断。

2. 开放气道，进行呼吸支持

如果手术患者已置气管插管，则应使用呼吸机或简易人工呼吸器进行呼吸支持。如果手术患者未置气管插管，则手术室护士应协助麻醉师或手术医生用仰头提颏法和推举下颌法两种方法开放气道，同时给予简易人工呼吸面罩呼吸支持，同时应尽快实施气管内插管，连接呼吸器或麻醉机。

仰头提颏法是指抢救者一手置于手术患者的前额，用手掌推动，使其头部后仰，另一只手的手指置颏附近的下颌下方，提起下颌，使颏上抬。推举下颌法是指抢救者同时托起手术患者左右下颌，无须仰头，当手术患者存在脊柱损伤可能时，应选择推举下颌法开放气道。

3. 胸内心脏按压

在胸外心脏按压无效的情况下，可实施胸内心脏按压。应用无菌器械，局部消毒，左第 4 肋间前外侧切口进胸，膈神经前纵向剪开心包，正确地施行单手或双手心脏按压术。一般用单手按压时，拇指和大鱼际紧贴右心室的表面，其余 4 指紧贴左心室后面，均匀用力，有节奏地进行按压和放松，60～80 次/分钟；双手胸内心脏按压，用于心脏扩大、心室肥厚者，术者左手放在右室面，右手放在左室面，双手掌向心脏做对合按压，余同单手法。切勿用手指尖按压心脏，以防止心肌和冠状血管损伤。术后彻底止血，置胸腔引流管。

三、电除颤

部分循环骤停的手术患者实际上是心室颤动，在心脏按压过程中，出现心室颤动者随时进行电击除颤才能恢复窦性节律。

（一）胸外除颤

将除颤电极包上盐水纱布或涂上导电膏，一电极放在患者胸部右上方（锁骨正下方），另一电极放在左乳头下（心尖部），成人一般选用 200～400 J，儿童选用 50～200 J，第一次除颤无效时，可酌情加大能量再次除颤。

（二）胸内除颤

术中或开胸抢救时使用胸内除颤电极板，电极板蘸以生理盐水，左右两侧夹紧心脏，成人用 10～30 J，放电后立即观察心电监护波形，了解除颤效果。

第二节　外科休克

休克是一急性的综合征，是指各种强烈致病因素作用于机体，使循环功能急剧减退，组织器官微循环灌流严重不足，导致细胞低氧和功能障碍，以至重要生命器官功能、代谢严重障碍的全身危重病理过程。休克分为低血容量性、感染性、心源性、神经性和过敏性休克五类。其中低血容量休克是手术患者最常见的休克类型，由于体内或血管内血液、血浆或体液等大量丢失，引起有效血容量急剧减少所致的血压降低和微循环障碍，如肝脾破裂出血、宫外孕出血、四肢外伤、术中大出血等均可造成低血容量性休克。

一、低血容量性休克的临床表现

早期患者出现精神紧张或烦躁，面色苍白，出冷汗，肢端湿冷，心跳加快，血压稍高，晚期患者出现血压下降，收缩压＜

80 mmHg，脉压＜20 mmHg，心率增快，脉搏细速，烦躁不安或表情淡漠，严重者出现昏迷；呼吸急促，发绀；尿少，甚至无尿。

二、低血容量性休克的急救措施

休克的预后取决于病情的轻重程度、抢救是否及时、抢救措施是否得力。所以一旦手术患者发生低血容量性休克，手术室护士应采取以下护理措施，协助手术医生、麻醉师，共同对手术患者进行急救。

（一）一般护理措施

休克的手术患者送入手术室后，首先应维持手术患者呼吸道通畅，同时使其仰卧于手术床并给予吸氧；选择留置针，迅速建立静脉通路，保证补液速度；调高手术间温度，为手术患者盖棉被，同时可使用变温毯等主动升温装置，维持手术患者正常体温。

（二）补充血容量

低血容量休克治疗的首要措施是迅速补充血容量，短期内快速输入生理盐水、右旋糖酐、全血或血浆、清蛋白以维持有效回心血量。同时正确地评估失液量，失液量的评估可以凭借临床症状、中心静脉压、尿量和术中出血量等进行判断。因此休克患者术前必须常规留置导尿管，以备记录尿量；术中出血量包括引流瓶内血量及血纱布血量的总和，巡回护士应正确评估、计算后告知手术医生；在快速补液时，手术室护士应密切观察手术患者的心肺功能，防止急性心力衰竭；在给手术患者输注库血前，要适当加温库血，预防术中低体温的发生。

（三）积极处理原发病

1. 术前大量出血引起休克

如术前因肝脾破裂出血、宫外孕出血而引起休克的患者，进入手术室后所有手术团队成员应分秒必争，立即实施手术进行止血。

2. 四肢外伤引起休克

手术室护士事先准备止血带，并协助手术医生及时环扎止血带，并记录使用的起止时间。

3.术中大出血

洗手护士在无菌区内做好应急配合，密切关注手术野、协助手术医生采取各种止血措施，传递器械、缝针时应确保动作迅速、准确。巡回护士应及时向洗手护士提供各类止血物品和缝针，与麻醉师共同准备并核对血液制品。

4.剖宫产术中发生大出血

手术医生可以通过按摩子宫、使用缩宫素、缝扎等方式进行止血，巡回护士应及时准备缩宫素等增强子宫收缩的药物。如遇胎盘滞留或胎盘胎膜残留情况，洗手护士应配合手术医生尽快徒手剥离胎盘控制出血，若出血未能有效控制，在输血、抗休克的同时，行子宫次全切除术或全子宫切除术，巡回护士应及时提供洗手护士手术器械、敷料及特殊用物，并准确进行添加器械和纱布的清点记录。

（四）及时执行医嘱

在抢救手术患者的紧急情况下，巡回护士可以执行手术医生的口头医嘱，执行前必须复述，得到确认后方可执行。

（五）做好病情观察及记录

注意观察手术患者的生命体征，包括出入量（输血、输液量、尿量、出血量、引流量等）；记录各类抢救措施、术中用药及病情变化。

第三节 输血反应

输血是临床抢救患者，治疗疾病的有效措施，在外科手术领域应用较广。一般情况下输血是安全的，但仍有部分患者在输血或输入某些血液制品后出现各种反应，可能由供、受者间血细胞表面同种异型抗原型别不同所致，常见的输血反应为红细胞 ABO血型不符导致的溶血反应。除了溶血反应还有非溶血性反应即发热反应、变态反应。

一、溶血反应

溶血反应是最严重的输血反应，病死率高达 70％以上。发生溶血反应的患者，临床表现与发病时间、输血量、输血速度、血型、溶血程度密切相关且差异性大。术中全麻患者最早出现的征象是手术野出血、渗血和不明原因的低血压、无尿。

二、发热反应

发热是最常见的非溶血性输血反应，发生率可达 40％以上。通常在输血后 1.5～2 小时内发生，症状可持续 0.5～2 小时，其主要表现为输血过程中手术患者出现发热、寒战。如遇发生发热反应的手术患者，立即终止输血，用解热镇痛药或糖皮质激素处理。造成该不良反应的原因有：①血液或血制品中有致热原。②受血者多次受血后产生同种白细胞或（和）血小板抗体。

三、变态反应

变态反应是输血常见的并发症之一，发生在输血过程中或输血后数分钟，临床表现为受血者出现荨麻疹、血管神经性水肿，重者为全身皮疹、喉头水肿、支气管痉挛、血压下降等。造成该不良反应的原因有：①所输血液或血制品含过敏原。②受血者本身为高过敏体质或因多次受血而致敏。

四、输血反应急救措施

一旦发生输血反应，应立即停止输血，更换全部输液管路。遵医嘱进行抗过敏等治疗，紧急情况下，口头医嘱必须完整复述得到确认后方可执行。将未输完的血液制品及管道妥善保存送输血科。

第四节　火　灾

手术室发生火灾虽然罕见，但如果手术室工作人员忽视防火安全管理，操作不规范，仍然可能发生。因此手术室人员要充分认识到火灾的危险性，提高手术室火灾防范意识，防止发生火灾，并制订火灾应急预案，一旦发生火灾将损失降至最低。

一、手术室发生火灾的危险因素

（一）火源

1. 手术室内各种仪器设备

如电刀、激光、光纤灯源、无影灯、电脑、消毒器等，当设备及线路老化、破损发生漏电、短路，接头接触不良，使用后忘记关闭电源等情况，均是手术室发生火灾的导火索。

2. 手术室相对封闭的空间

如果通风不良、湿度过低，特别是在秋冬季，物体间相互摩擦极易产生静电，遇可燃物或助燃剂即可能导致火灾。

3. 高危设备的使用不当

如高频电刀在使用时会产生很高的局部温度，输出功率越高，产生温度也越高，遇到高浓度氧和乙醇时就会诱发燃烧。

（二）氧气

氧气是最常见的助燃剂，患者在手术过程中一般都需持续供养，故可造成手术室中局部高氧环境，特别在患者头部。而当术中面罩吸氧时，由于密闭不严造成无菌巾下腔隙中的氧达到较高的浓度，可燃物在此环境中很容易燃烧。

（三）可燃物

手术室内可燃物种类很多，如乙醇、碘酊、无菌巾、纱布、棉球、胶布等，尤以乙醇燃烧最常见，特别是乙醇挥发和氧气浓度增大可造成一种极易燃烧的混合物，一旦有火源就能燃烧，严重者可引起爆炸。

二、手术室火灾预防措施

(一) 加强手术室管理

改进手术室的通风设备，防止氧气和乙醇在空气中积聚浓度过高；定期对仪器设备、线路进行维护和检修；氧气瓶口、压力表上应防油、防火，不可缠绕胶布或存放在高温处，使用完毕立即关好阀门；制订手术室防火安全制度及火灾应急预案，手术室内放置灭火器材，保证消防通道通畅。

(二) 加强术中管理

使用电刀时严格控制输出功率，严禁超出电刀使用的安全值范围；使用乙醇或碘酊消毒时，不可过湿擦拭，待其挥发完全后再开始使用电刀；使用任何带电的仪器设备前，必须确定不处在高氧环境中，使用完毕后及时关闭电源；对需要面罩吸氧的手术患者，应尽量给予低流量吸氧。

(三) 加强手术室人员的消防安全意识

树立防患于未然的观念，杜绝火灾隐患，防止发生火灾。组织全体医务人员学习一些基本的防火灭火安全知识，掌握灭火器材的使用方法。灭火器材有干粉、泡沫、二氧化碳，手术室配备的灭火器主要是二氧化碳灭火器，适合扑灭易燃液体、可燃气体、带电物质引起的火灾。

三、手术室火灾应急预案及处理流程

(一) 原则

早发现、早报警、早扑救，及时疏散人员，抢救物资，各方合作，迅速扑灭火灾。

(二) 现场人员应对火灾四步骤 (按照国际通用的灭火程序"RACE")

1. 救援

组织患者及工作人员及时离开火灾现场；对于不能行走的患者，采用抬、背、抱等方式转移。

2. 报警

利用就近电话迅速向医院火灾应急部门及"119"报警，有条件者按响消防报警按钮，迅速向火灾监控中心报警；在向"119"报警时讲清单位、楼层/部门、起火部位、火势大小、燃烧物质和报警人姓名，并通知邻近部门关上门窗、熟悉灭火计划和随时准备接收患者；与此同时，即刻向保卫科、院办、主管副院长汇报，并派人在医院门口接应和引导消防车进入火灾现场。

3. 限制

关上火灾区域的门窗、分区防火门，防止火势蔓延。

4. 灭火或疏散

如果火势不大，用灭火器材灭火；如果火势过猛，按疏散计划，及时组织患者和其他人员撤离现场。

（三）救助人员灭火、疏散步骤

救助人员接到报警到达后，立即采取以下步骤展开灭火和疏散。

1. 报警通报

立即通知所有相关领导、部门以及可能殃及的区域，要求相关人员到位，启动相应流程，做好灭火和疏散准备。

2. 灭火

（1）确定火场情况，做到"三查三看"：一查火场是否有人被困，二查燃烧的是什么物质，三查从哪里到火场最近；一看火烟、定风向、定火势、定性质，二看建筑、定结构、定通路，三看环境、定重点、定人力、定路线。

（2）在扑救中，参加人员必须自觉服从现场最高负责人的指挥，沉着、机智、正确使用灭火器材，做到先控制、后扑灭。

（3）抓住灭火有利时机，对存放精密仪器、昂贵物资的部位，应集中使用灭火器灭火，一举将火灾扑灭在初起阶段。

（4）有些物品在燃烧过程中可产生有毒气体，扑救时应采取防毒措施，如使用氧气呼吸面罩，用湿毛巾、口罩捂住口鼻等。

3. 疏散

积极抢救受火灾威胁的人员，应根据救人任务的大小和现有的灭火力量，首先组织人员救人，同时部署一定力量扑救火灾，在力量不足的情况下，应将主要力量投入救人工作。

（四）疏散的原则和方法

（1）火场疏散先从着火房间开始，再从着火层以上各层开始疏散救人；本着患者优先的原则，医院员工有责任引导患者向安全的地方疏散。即先近后远，先上后下。要做好安抚工作，不要惊慌、随处乱跑，要服从指挥；对于被火围困的人员，应通过内线电话或手机等通讯工具，告知其自救办法，引导他们自救脱险。

（2）疏散通道被烟雾所阻时，应用湿毛巾或口罩捂住口鼻，身体尽量贴近地面，匍匐前进，向消防楼梯转移，离开火场；对火灾中造成的受伤人员，抢救人员应采用担架、轮椅等形式，及时将伤员撤离出危险区域。

（3）禁止使用电梯，防止突然停电造成人员被困在电梯里。疏散通道口必须设立哨位指明方向，保持通道畅通无阻；最大限度分散分流，避免大量人员涌向一个出口，因拥挤造成伤亡事故。

（4）疏散与保护物资：对受火灾威胁的各种物资，是进行疏散还是就地保护，要根据火场的具体情况决定，目标是尽量避免或减少财产的损失。在一般情况下，应先疏散和保护贵重的、有爆炸和有毒害危险的以及处于下风方向的物资。疏散出来的物资不得堵塞通路，应放置在免受烟、火、水等威胁的安全地点，并派人保护，防止丢失和损坏。

第五节　停　电

手术室停电通常可分为由人为原因造成的停电和意外情况引起的停电。如维修线路、错峰用电、拉闸限电或打雷时保护性的关闭电源等人为原因导致的停电，应事先告知手术室，做好停电准备，保证手术安全。若由恶劣天气、火灾、电路短路等意外情况引起的手术室停电，虽无法事先预料，但要提高警惕，完善应急工作。

一、手术室停电预防措施

（一）按手术室建筑标准做好配电规划

医院及手术室系统应建立两套供电系统，当其中一路发生故障时，自动切换至备用系统，保障手术室及其他重要部门的供电。同时，医院及手术室还应备有应急自供电源系统，当两套外供系统全部出现故障时，可紧急启动，维持短时间供电，为抢修赢得时间，为患者的安全提供保障。

（二）加强手术室管理

每个手术间配备有足够的电插座，术中用电尽量使用吊塔与墙上的电源插座，少用接线板，避免地面拉线太多；电插座应加盖密封，防止进水，避免电路发生故障；每个手术间有独立的配电箱及带保险管的电源插座，以防一个手术间故障影响整个手术室运作。设备科相关人员必须定期对手术室的电器设备进行检测和维护；手术室严禁私自乱拉乱接电线；如发生断电应马上通知相关人员查明原因，防止再次发生。

（三）加强手术室人员的用电安全意识

制订防止术中意外停电制度、停电应急预案，组织学习安全用电知识，术中合理使用电器设备，防止仪器短路。

二、手术室停电应急预案及处理流程

（一）手术间突发停电

（1）手术室人员立即报告科主任、护士长，电话报告医院相关部门。

（2）巡回护士使用应急灯照明，保证手术进行，清醒的患者做好安抚工作。

（3）断电后麻醉呼吸机、监护仪、微量输液泵等用电设备均停止工作，尽量使用手动装置替代动力装置，如呼吸机改手控呼吸，监护仪蓄电池失灵无法正常工作，应手动测量血压、脉搏和呼吸，以及时判断患者的生命体征，保证手术患者呼吸循环支持。

（4）防止手术野的出血，维持手术患者生命体征稳定，如为单间手术间停电可以先将电刀、超声刀等仪器接手术间外电源；如为整个手术室的停电应立即启动应急电源。

（5）关闭所有用电设备开关（除接房外电源的仪器），由专业人员查明断电原因，排除后恢复供电。

（6）做好停电记录包括时间及过程。

（二）手术室内计划停电

（1）医院相关部门提前通知手术室停电时间，做好停电前准备。

（2）停电前相关部门再次与手术科室人员确认，以保证手术的安全。

（3）问题解除后及时恢复供电。

第五章 手术室护士职业危害及防护

手术室护士在工作中常需面对各种高危因素，如患者的血液、体液，放射线，有害气体，而且每日工作繁重，节奏紧张，对他们的生理心理都会造成伤害，因此手术室护士是职业危害的高危群体。作为一名手术室护士必须树立职业安全意识，妥善处理现存及突发问题，予以正当防护，最大程度保证自己的健康。

第一节　血源性感染

由于手术室特殊的工作环境，工作人员直接接触患者的血液、分泌物、呕吐物等，因此感染血源性传染病的概率较高。

一、血源性感染的危险因素

通过医院内血源性传播的疾病有 20 多种，最常见且危害性最大的是乙型肝炎、丙型肝炎、艾滋病。在各种体液中病毒浓度从高到低依次为：血液、血液成分、伤口感染性分泌物、阴道分泌物、羊水、胸腔积液、腹腔积液等。乙型肝炎病毒（HBV）感染是手术室护士意外血源性感染中最常见的，有研究表明手术室护理人员 HBV 感染率明显高于内科及外科护理人员，其感染率高达 30%。目前我国艾滋病发病率呈迅猛增长趋势，当发生针刺伤时，只要 0.004 mL 带有艾滋病病毒（HIV）的血液足以使伤者感染。皮下接触 HIV 的危险性是 0.3%，黏膜接触危险性则为 0.09%。如何避免意外感染 HIV 也是手术室护理人员所必须面临的一种考验。

此外，感染病毒后发生血常规转移有一定时间期限，如 HBV 为 8 周，HCV 为 8 周，HIV 为 6 个月。从感染病毒到出现症状之间的潜伏期更长，如 HBV 为 45～60 天，HCV 为 45～60 天，HIV 为 12 年。这段时间内，伤者本身作为病毒携带者也成为危险因素之一。

二、血源性感染的感染途径

血源性感染主要分为经非完整性皮肤传播和黏膜传播。非完整性皮肤传播具体表现为护理操作和传递器械过程中，意外发生针刺伤、刀割伤的新鲜伤口或皮肤的陈旧性伤口，直接接触到沾有患者体液或血液的敷料、器械后感染病毒。经黏膜传播具体表现为手术配合中患者体液、血液直接溅入眼内，通过角膜感染病毒。血源性感染不通过吸入血气溶胶传播。

三、血源性感染的防范措施

（一）个人防护

手术室护理人员应定期进行健康检查，接种相关疫苗，加强个人免疫力。定期培训强调防止意外血源性感染的必要性，增强个人防范意识。

（二）术前评估

手术室护理做好术前访视，除急诊手术外，术前应了解患者相关检查和化验结果，如肝功能、乙型肝炎病毒（HBV）、丙肝病毒（HCV）、梅毒病毒、艾滋病病毒（HIV）等，针对检查和化验结果阳性的手术患者，手术人员应在术中采取相应的防护措施；针对无化验结果的手术者，应视其为阳性，手术人员做好标准预防。

（三）防护措施

根据具体情况做好充分的自我安全防护。进行有可能接触手术患者的血液、体液的护理操作时必须戴手套，手部皮肤有破损者提倡戴两层手套，脱去手套后再用皂液和流动水充分冲洗。手术医生和洗手护士应穿戴具有防渗透性能的口罩、防护眼镜或带有面罩的口罩，具有穿透性能的手术衣，防护手术配合中可能飞溅到面部的血液、体液。手术配合中需保持思想高度集中，避免疲劳操作，正确放置和传递锐器；回收针头等锐器时，避免锐利端朝向接收者，防止刺伤；传递锐器时，应将其放入弯盘进行传递；卸锐器时必须使用持针器，不能徒手卸除。

（四）术后处理

完成感染手术后，参加手术的人员必须脱去污染的手术衣、手套、换鞋（脱鞋套）方能离开手术间，沐浴更换洗手衣裤后才能参加其他手术。术后按规范处理物品，清洗回收器械时，注意先将针头、刀片等锐器卸下，并弃入有特殊警示标记的锐器医疗废弃物桶内。手工清洗器械时，应戴护目镜、防渗透性口罩、穿防水隔离衣、戴手套。术后手术间应用含氯溶液或酸水湿式清洁地面及物品。

四、意外血源性感染后的处理

（一）皮肤接触血液体液

立即用皂液和流动水清洗污染皮肤。

（二）黏膜接触血液体液

若手术患者的血液或体液溅入口腔、眼睛，立即用大量清水或生理盐水冲洗，然后滴含有抗生素的眼药水。

（三）针刺或刀割伤

（1）立即脱去手套，向远心端挤出血液并用大量肥皂水或清水清洗伤口，再浸泡于3％碘伏液内3分钟，最后贴上敷料。

（2）受伤后处理伤后24小时内报告护士长及预防保健科，登记在册。暴露源不明者按阳性处理。72小时内做 HIV/HBV/HCV 等基础水平检查，怀疑 HBV 感染者，立即注射乙肝高价免疫球蛋白和乙肝疫苗；怀疑 HIV 感染者，短时间内口服大剂量叠氮脱氧核酸（AZT），然后进行周期性复查（6周、12周、6个月）。

第二节　化学性危害

相对其他临床科室而言，手术室环境封闭，存在多种危害因素，如空气中常常存有一定浓度的挥发性化学消毒剂和吸入性麻醉药，这些都直接或间接地影响医务人员的健康。

一、化学性危险因素

（一）化学消毒剂

手术间及手术物品的消毒与灭菌，标本的浸泡都要用到一些化学消毒剂如甲醛、戊二醛、含氯消毒剂、环氧乙烷等。这些消毒剂对人的皮肤、神经系统、呼吸道、皮肤、眼睛、胃肠道等均有损害。长期吸入高浓度混有戊二醛的空气或者直接接触戊二醛容易引起眼烧伤、头痛、皮肤黏膜过敏等；甲醛会直接损害呼吸道黏膜引起支气管炎、哮喘病，急性大量接触更可致肺水肿，同时能使细胞突变、致畸、致癌；环氧乙烷侵入人体后可损害肝、肾和造血系统。

（二）挥发性麻醉气体

目前手术室普遍采用禁闭式麻醉装置，但仍有许多麻醉废气直接或间接排放在手术室内，若麻醉机呼吸回路泄漏以及手术结束后拔除气管导管患者自然呼吸时，可使麻醉气体排放到手术间内，造成空气污染。对医务人员的听力、记忆力、理解力、操作能力等都会造成一定影响。长期接触该类气体，会造成其在人体内的蓄积，影响肝肾功能，可引起胎儿畸变、自发性流产和生育力降低。

（三）臭氧

开启紫外线照射对房间进行消毒时，会产生臭氧，在空气中可嗅知的臭氧浓度为 $0.02 \sim 0.04$ mg/L，当达到 $5 \sim 10$ mg/L 时可引起心跳加速，对眼、黏膜和肺组织都有刺激作用，能破坏肺表面活性物质，引起肺水肿和哮喘等疾病。

（四）化疗药物

肿瘤手术过程中经常需要配制化疗药，巡回护士处理这些化疗药物时不可避免地会吸入含有药物的气溶胶，或药液沾染皮肤，虽然剂量较小，但其累积作用可产生远期影响，如：白细胞减少、自然流产率增高、致畸、致癌等，环磷酰胺在尿液中的代谢物则有诱发尿道肿瘤的危险。

二、化学性危害的防范措施

（一）化学消毒剂

减少化学消毒剂的使用，尽量用等离子灭菌替代戊二醛浸泡及环氧乙烷灭菌。避免医护人员接触化学消毒剂，减轻职业损害；工作人员在检查、使用和测试化学消毒剂时，必须戴好帽子、口罩、手套、防护眼罩，准确操作，如不慎溅到皮肤和眼睛上，要用清水反复冲洗；消毒、灭菌容器应尽量密闭，如戊二醛消毒容器应加盖，减少消毒剂在空气中的挥发；戊二醛等消毒剂浸泡消毒的器械，在使用前，必须将消毒剂冲洗干净；环氧乙烷灭菌器应置于专门的消毒室内，并设置有良好的通风设施，减少有害气体在手术室内的残留。

（二）化疗药物

配制化疗药物时，需先要做好自身防护，穿隔离衣、戴手套、口罩、帽子，必要时戴防护眼罩；熟练掌握化疗药物配制，防止药液和雾粒逸出；孕妇禁止接触化疗药物；加强化疗废弃物的管理，与其他物品分开管理，废弃物存放于规定的密闭容器中，送有关部门作专业处理。

（三）麻醉废气管理

加强麻醉废气排污设备及工作人员的自身防护，如选用密闭性良好的麻醉机进行定期检测，防止气源管道系统泄漏，加强麻醉废气排污设备管理，改善手术室通风条件；根据手术种类及患者具体情况，选择合适的麻醉方式，并合理安排手术间；护士在妊娠期间应尽量减少进房间接触吸入性麻醉药的机会。

第三节 物理性危害

手术室内众多物理因素,如噪声、手术过程中产生的烟雾、电烧伤及辐射等在日常手术室工作中威胁着手术室工作人员的健康。

一、物理性危险因素

(一)噪声

手术室内的噪声持续存在却经常被忽视,噪声常来源于监护仪、负压吸引器、电锯和器械车轮摩擦等。护理人员长期暴露于噪声中可引起头痛、头晕、耳鸣、失眠、焦虑等症状,不仅对人体听觉、神经系统、消化系统、内分泌系统以及人的情绪有负面影响,而且可能不利于团队协作及正常工作的开展。

(二)手术烟雾

术中使用电外科设备、高热能激光、外科超声设备以及腔镜手术中二氧化碳气体泄漏等均可产生并释放烟雾,对人体产生负面影响,由气溶胶、细胞残骸碎片等组成的手术烟雾,可能引起呼吸道炎症反应、焦虑、眩晕、眼部刺激症状等,此外手术烟雾还可能成为某些病毒的载体,传播疾病。

(三)辐射

随着外科手术日趋数字化和精细化,C型臂机不仅只限于骨科手术的使用,已运用于越来越多的科室手术。手术室工作人员如对其放射的X线不进行有效防护,长期接触不仅容易导致自主神经功能紊乱以及恶性肿瘤,而且会影响生育能力,导致不孕、流产、死胎、胎儿畸形等。

二、物理性危害的防范措施

(一)噪声防护

为防止或减少手术室内噪声,手术室工作人员走路轻而稳,不得高声谈笑，说话声音要低。在实施各类操作或放置物品时，动作应轻柔。定期对手术室所有仪器设备进行普查和检修，淘汰部分设备陈旧且噪声大的仪器；对器械台、麻醉机、推车车轮等定期维修并上润滑剂，使用时尽量减少其推、拉的次数。手术中对电动吸引器等产生较响声音的设备应即用即开。严格管理手术过程中的参观及进修人员。

（二）手术烟雾防护

手术人员均应正确佩戴外科口罩，遇特殊情况可佩戴 N95 口罩或激光型口罩，以有效隔离手术烟雾。术中使用易产生手术烟雾的仪器设备时，洗手护士应主动或提醒手术医生及时吸尽烟雾。腹腔镜手术时严格检查气腹机与二氧化碳连接处是否密闭及二氧化碳储存瓶是否有泄漏。手术室应配备便携式烟雾疏散系统和便携式吸引电刀，及时吸尽产生的手术烟雾。

（三）辐射防护

有 X 线透视的手术，手术前医护人员必须穿好铅制护颈和铅袍以此保护甲状腺和躯干，并于手术间内设置铅屏风避免身体直接照射。孕妇避免接触 X 线辐射。在放射性暴露过程中，所有人员至少离开 X 线射线管 2 m，并且退至铅屏风之后。在放射性暴露中应尽可能使用吊索、牵引装置、沙袋等维持手术患者的正确合适体位，不应由医护人员用手来维持患者体位，若迫不得已，应佩戴防护性铅制手套。进行 X 线透视的手术间门外应悬挂醒目防辐射标识，提示其他人员远离。铅袍或铅衣应摊平或垂直悬挂，定期由专业人员进行测试和检查各类防辐射设施。手术室管理者合理安排手术人员，避免手术室护士短时间内大剂量接收 X 线照射，并要求参加该类手术的护士，佩戴 X 射线计量器，定期交防保科监测，以便了解护士接受 X 射线剂量。

（四）电烧伤防护

定期请专业人员检修手术室专用线路和电器设备，严格遵守用电原则，熟悉仪器操作，避免电烧伤，各类仪器使用前后应记录使用情况，出现问题及时报告维修。

第四节　身心健康危害

随着医疗技术的发展，高、精、尖技术的广泛应用，手术室护士承担的工作明显加重。手术室护士应在紧张而有序的工作与生活中保持自身的身心健康，应对各种工作压力源，提高工作效率及护理工作质量，同时促进个人身心健康，更好地适应手术室工作。

一、影响身心健康的危险因素

手术室护理工作繁重，工作的连续性强，机动性大，加班概率高，长期因连续工作致饮食不规律、站立时间长，使许多护士患有胃、十二指肠溃疡、下肢静脉曲张、胃下垂、颈椎病等疾病。长期的疲劳与困顿，无疑对工作、学习、生活产生负面影响。

二、身心健康的维护

（一）调整好心态，保持积极向上的愉悦心境

调整心理需要，养成良好的性格，保持乐观的心境。对工作全身心投入，不把消极情绪带入工作，用积极情绪感染和影响别人。善于学习和积累应对各种困难和挫折的经验，改变自身的适应能力。通过自我调节、自我控制，使自己处于良好的心理状态。

（二）加强业务学习，提高工作能力

掌握手术室护理理论及知识，熟悉手术类别及手术医生的习惯，提高配合手术的能力及应急处理能力，增强工作自信心。

（三）保持良好的生理、心理状态

安排好作息时间，保证充足的睡眠；增强自身体质，均衡营养，坚持体能锻炼；建立良好人际关系，创造和谐的工作氛围，丰富业余生活，缓解精神压力，消除心理疲劳。

（四）关爱护士，引导缓压

人性化管理，尊重爱护每一位护士。尤其是低年资护士，缺

少工作经验，害怕应对复杂的手术，常会紧张、失眠，心理应激敏感，因此可开展"一对一"传、帮、带活动，设立心理调适课程等，帮助护士自我减压。

（五）创造良好的工作环境

管理人员的认知与决策，对护士行为起着重要的导向作用，因此在管理上应适当调整护士的工作强度，采取弹性排班制。安排护士依次公休，且保证每位护士自主公休日期，安排外出旅游，放松心情，休假后更好地工作。

第六章　手术室工作的操作流程

　　合理、准确、及时的安排并实施手术，直接影响到手术室工作质量、工作效率和手术患者的安全。手术室、麻醉科、手术科室必须共同努力，加强相互之间的有效沟通和协调，确保各个医疗环节正常进行，以达到提高医疗护理质量和工作效率的目的。本章将手术的各个步骤逐一进行说明，帮助大家学习和掌握。

第一节　安排手术与人员

　　手术室护士长应合理安排择期手术与急诊手术，并保证手术室护士的配置满足手术需要。同时手术室护士每日应对次日行手术的患者进行术前访视。

一、手术预约

　　（一）择期手术预约
　　1. 手术预约
　　所有择期手术由手术科室医生提前向手术室预约，一般在手术前一天上午，按规定时间通过电脑预约程序完成。择期手术预约的具体内容包括：手术患者姓名、病区、床号、住院号、性别、年龄、术前诊断、拟定手术名称、手术切口类型、手术者包括主刀、第一助手、第二助手、第三助手、第四助手、参观人员、麻醉方式、手术特殊体位和用品等。

2. 手术房间安排

手术室护士长根据不同类型的手术，安排不同级别的手术间。安排原则为无菌手术与污染手术分室进行；若无条件时，应先进行无菌手术，后进行污染手术。安排手术时应注意以下事项。①护士长应在手术日前一天的规定时间内完成次日择期手术安排，并电脑确认提交后向全院公布信息，相关手术科室医生可由医院内网查询。②临时增加或更改择期手术顺序，手术科室医生需与手术室护士长和麻醉医师协商后，决定手术时间，并及时更换手术通知单。③手术因故取消，手术科室医生应填写停刀通知单，及时与手术室护士长和麻醉医师沟通。

（二）急诊手术安排

急诊手术由急诊值班医生将急诊手术通知单填写完整（内容同择期手术），送至手术室，由手术室护士长或手术室值班护士根据急诊手术患者病情的轻重缓急、手术的切口分类，与麻醉科进行沟通后予以及时安排。如遇紧急抢救，急诊值班医生可先电话通知手术室，同时填写急诊手术通知单；手术室负责人员接电话后，应优先予以安排并与麻醉科沟通，5分钟内答复急诊手术患者入室时间，做好一切准备工作，以争取抢救时间。

二、手术人员安排与术前访视

（一）手术室护士的配置和调配

为保证医疗活动的正常进行，需根据各医院的实际工作量合理进行人员配置，一般综合性医院手术室护士与手术台比例为（2.5～3.5）：1，同时需遵循以下原则，结合动态调配，将每个人的能力发挥到极致，达到人尽其用，物尽其用。

1. 年龄结构配备

年龄结构合理，老、中、青三结合，根据各年龄的不同特点合理安排，建议采用1:2:1的比例。

2. 职称配备

各级职称结构合理，形成一个不同层次的合理梯队，中、初、初初级职称的比例为（0~1）：4：8；800 张以上床位的医院或教学医院比例可调整为 1：3：6。

3. 专业能力配备

专业能力结构合理，根据从事本专业的年限和实际工作能力分高（10 年以上）、中（5~10 年）、低层次（5 年以下）。

（二）日间人员安排

手术前一天，在完成手术间安排后，麻醉科、手术室分别进行人员安排，按常规每台手术配备洗手护士和巡回护士各 1 名，特大手术如心脏手术、移植手术、特殊感染手术等，根据实际情况分别配备洗手护士和巡回护士各 2 名。根据不同的麻醉方式配备麻醉医师1~2 名。

（三）夜间及节假日人员安排

除正常值班护士外，另设有备班，由第一值班护士根据手术需要进行人员统一调度安排；遇突发紧急事件时，向护士长汇报统一调配。

（四）手术前访视

1. 访视目的

通过术前访视，对手术患者进行第一次身份核对和手术核对，同时对手术患者进行术前宣教和整体评估，了解手术患者心理需要，缓解其紧张和恐惧心理。

2. 访视方法及内容

手术前一天，由次日负责相关手术的巡回护士进行术前访视。手术室护士进入病房查看病史，核对术前知情同意书和手术医嘱，核对相关诊断报告和影像学资料，仔细查阅手术患者的一般生命体征、疾病史、手术史、过敏史、特殊化验指标（如乙肝、丙肝、梅毒、艾滋病等）、与输血相关的表单是否齐全等。与病房护士进行交流，了解手术患者的一般情况后与手术患者进行身份核对和术前宣教。与手术患者进行核对，包括：①开放式地询问手术患者姓名、年龄等基本信息；询问手术患者手术部位和手术方式，与病历核对。②核对身份识别腕带。③核对手术标识。为手术患者进行手术前宣教，内容包括：手术室及手术流程简介；禁食、禁水情况；术日晨注意事项，包括病服反穿，不能穿内衣裤、去除饰物、义齿、隐形眼镜等，小便排空，如有体温异常、经期情况及时向手术医生说明；入手术室后须知，包括防止坠床的事宜、麻醉配合、可能遇到的护理问题及配合方法指导等；询问手术患者有无特殊需求。最后按术前访视单内容对手术患者进行评估，并正确填写。

（五）手术资料汇总

每日实施的所有手术，应以手术科室为单位按手术类别（急诊、择期、日间手术），进行分类详细登记，每月汇总完成月报表交予医务处，同时保存原始资料。

第二节　转运和交换

一、转运者及转运车要求

根据手术通知单，手术室工勤人员通过手术推车或平车的方式，前往病房接手术患者，外出接送手术患者时，必须严格按要求穿外出衣、换外出鞋，检查患者推车的完好性，并保持棉被清洁、整齐无破损。

二、交接内容

到达病房后先核对手术患者的姓名、床号、住院号准确无误后，协助手术患者移动至患者推车上。病区护士应携带病历和手术所需物品护送手术患者至手术室，并与巡回护士在手术室门口半限制区进行交接，具体内容为：①根据病历内手术知情同意书和身份识别带核对手术患者姓名、病床号、住院号、拟手术名称、药物过敏史和血型。②检查手术标识是否准确无误。③确认禁食情况、肠道准备等术前准备均已完成，检查手术患者手术衣是否穿戴正确，是否已取下义齿、饰物等。④评估手术患者神志、皮肤情况、导管情况。⑤核对带入手术室的药物、影像学资料、腹带等特殊物品。交接核对无误后，病区护士与巡回护士一同填写《手术患者转运交接记录单》并签名。

此外，在转运途中，手术室护士应注意保证手术患者安全，推车者需站于手术患者头部，病历由参与护送的手术室护士或手术医生保管，他人不得随意翻阅，手术团队成员应保护手术患者的隐私。

三、转运注意事项

（1）由病房进入手术室的手术患者须戴好手术帽进入限制区，步行进入手术室的当日手术患者，需在指定区域内更换衣、裤、鞋。

（2）工勤人员和巡回护士共同护送手术患者至指定手术间，分别站于手术床两侧，协助手术患者从患者推车缓慢转移至手术床上，呈仰卧位，垫枕。

（3）予手术患者膝盖处适当的约束保护，防止意外坠床。

（4）注意给予手术患者保暖措施，冬天可以使用保温毯。

（5）为减轻手术患者的紧张情绪，可根据手术患者的不同需求选择适当的音乐放松心情。

第三节　核对手术患者

一、接患者前

接患者出发前第一次查对手术通知单与手术安排表一致，查对内容包括手术间号、患者姓名、性别、科室、床号、手术时间、手术台次。

二、病房接患者时

在病房第二次查对手术通知单、患者、病历一致，查对内容包括患者姓名、性别、科室、床号、手术时间、患者携带物品如 X 线片、药品等。

三、在手术患者等待区

（1）患者接至手术等待区后，由前一日值班人员第三次查对手术通知单、病历、患者（腕式识别带）、手术安排表一致，查对内容包括手术间号、患者姓名、性别、科室、床号、手术时间和手术台次。

（2）二线值班护士和麻醉医师查对患者后在手术安排表上签名，挂上手术间号码挂牌，让患者暂时在等待室等待手术；由该台手术的巡回护士与麻醉医师至等待室再次查对患者无误后将患者接入手术间。

四、患者入手术间

（1）该台手术的巡回护士核对患者科室、床号、姓名、性别、年龄、手术名称、手术部位等。

（2）麻醉医师及手术第一助手再次核对无误后，在患者及患者财产交接本相应栏签名。

（3）接台手术在同一手术间内进行时，更要注意严格查对。

五、接台手术

（1）接台手术时，巡回护士提前电话通知病房做术前准备，并在患者及患者财产交接本上填写好患者基本情况，将手术通知单夹在患者及患者财产交接本内送至机动护士或办公室护士处。

（2）若巡回护士较忙时，可电话通知机动护士去手术间取患者财产交接本并确认所接患者。

（3）患者接至等待室后，由办公室护士查对患者、为患者戴手术帽并告知办公室人员将患者手术情况动态信息录入电脑显示屏，以告慰患者家属。

第四节 摆放手术体位

手术体位的正确放置，能在充分暴露手术野的同时，保证手术患者维持正常的呼吸、循环功能，有效缩短手术时间，防止和减轻各种相关并发症的发生，是手术成功的基本保障之一，也是手术室护士必须正确掌握的最基本的操作技能之一。

一、手术体位管理原则

（1）根据手术部位的不同，放置最佳的手术体位，使手术野充分暴露，便于医生的操作。

（2）应确保呼吸、循环功能不受干扰，有利于麻醉医师术中观察以及静脉给药。

（3）避免肢体的神经血管受压、肌肉拉伤、皮肤受损等，保证手术患者安全。

（4）在确认手术患者被充分固定和支撑的同时，应尽可能地保持符合手术患者生理功能的舒适体位。

（5）应注意保护患者隐私，避免身体过分暴露。体位放置时各种物品（包括各类防护垫、固定带、护臂套、护脸胶布等）应准备充分。图 6-1、图 6-2 是几种常见的体位摆放辅助用品。

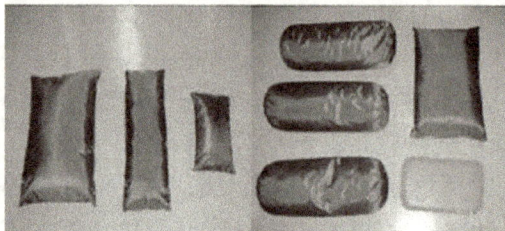

图 6-1 各类体位摆放辅助用品

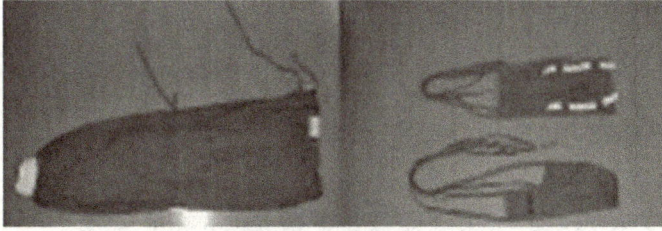

图 6-2　护臂套、绑脚带、拉肩带

二、常见手术体位的应用范围和摆放方法

根据手术部位以及手术入路的需要分为 5 种常见手术体位，分别为仰卧位、侧卧位、俯卧位、膀胱截石位和坐位。

（一）仰卧位

适用于头、面、胸、四肢、腹部及耻区手术，是外科手术中最常用的手术体位（图 6-3）。

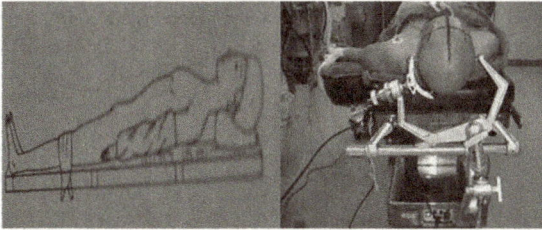

图 6-3　仰卧位

1. 摆放方法

（1）放置搁手板，将双臂放于搁手板上，外展＜90°，防止臂丛神经受损，手心朝上，远端关节高于近端关节；亦可根据手术需要，使双臂自然放于身体两侧，用事先横放于手术患者背部的小单卷裹固定双手。遇神经外科额、颞、顶及颅前窝等手术，可用小单将身体包裹，并用约束带固定，松紧适宜。

（2）根据手术患者腰前凸深度，放置厚薄合适的软垫，维持腰部正常生理曲线。

（3）膝关节腘窝部垫一软垫，使双腿自然弯曲，以达到放松腹部肌肉，增加手术患者舒适度的目的。

(4) 双下肢伸直，使头、颈、躯干、下肢呈一直线摆放，用约束带固定于膝关节上 2 cm 左右，松紧以平插入一掌为宜。

(5) 双足跟部放置脚圈，减少局部受压。

2. 注意事项

(1) 注意麻醉头架和器械托盘摆放的位置，避免影响手术患者呼吸、循环功能和麻醉医师的观察。

(2) 肝、脾手术，如脾切除术、肝右叶切除术等，可根据手术需要在术侧垫一软垫，抬高并暴露术野。

(3) 胸部前切口手术，如乳腺癌根治术，将患侧上肢外展置于托手器械台上，外展<90°，调整托手器械台高度与手术床高度一致，并于术侧垫一软垫，充分暴露术野。

(4) 前列腺及膀胱手术，可根据手术需要，在手术患者骶尾部垫一软垫，既有利于暴露术野又分散了骶尾部的压力。

(5) 颅脑手术时，头部必须略高于躯体 3～5 cm，有利于静脉回流，避免脑充血导致颅内压增高。

(二) 侧卧位

侧卧位主要分为 90°侧卧位和半侧卧位，90°侧卧位适用于胸外科（如肺、食管）、泌尿外科（肾脏、输尿管等）和脑外科（颞部肿瘤、桥小脑角区肿瘤）手术（图 6-4）；半侧卧位适用于胸腹联合切口及前胸部手术。

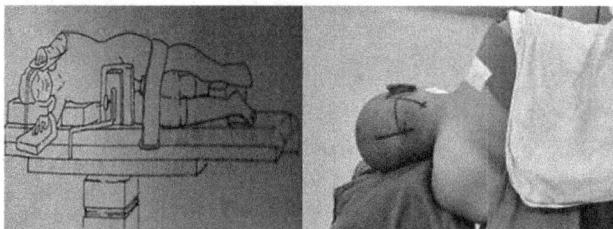

图 6-4　90°侧卧位

1. 90°侧卧位摆放方法

(1) 待手术患者麻醉后，将手术患者身体呈一直线从仰卧位转成 90°侧位，患侧朝上。

（2）放置头圈于手术患者头下，使眼睛和耳朵处于头圈的空隙中。

（3）90°侧卧位搁手架分为上下两层，患侧上肢放置于上层，健侧上肢放置于下层，并分别予以固定，手指稍露，便于观察末梢血液循环。

（4）于健侧腋下（即胸部下方第 4、5 肋处）放置胸枕，其厚度以手术患者健侧臂丛神经及血管不受压为宜。

（5）耻区和臀部分别用一个髂托固定。

（6）根据手术方式调整双腿伸直弯曲与否，并用约束带固定髋关节或膝关节。双腿间和踝部分别夹一软枕，避免骨隆突处受压。

2. 半侧卧位摆放方法

半侧卧位是指使手术患者侧转成 30°～40°体位。首先将手术患者健侧上肢放置于搁手板上，外展<90°。患侧上肢用护臂套保护后屈曲固定于麻醉头架上，高度适宜，避免外展及牵拉过度。患侧肩、胸、腰背部放置适当的软垫或半侧卧位专用斜坡式软垫。健侧腋下平乳头处和（或）髂前上棘处用 1～2 个髂托固定。双下肢用约束带固定，腘窝部垫一软垫。双足跟部放置脚圈，减少局部受压。

3. 注意事项

（1）将手术患者从仰卧位翻转成侧卧位的过程中，必须保持手术患者头、颈、躯干呈一直线，呈"滚筒式"翻转。

（2）上肢搁手架应可调节高度和角度，使双上肢外展均不超过 90°，并呈抱球状。

（3）开颅手术放置侧卧位时，应使手术患者背侧尽量靠近床的边缘，并向前俯，必须注意身体的背部和四脚固定架之间要加衬垫，防止压伤。

（4）手术患者导尿管及深静脉穿刺管应从空隙中穿出，保证引流通畅；电极板应粘贴于患侧下肢的大腿、小腿或臀部。

（三）俯卧位

适用于后颅窝、颈椎后路、脊柱后入路、腰背部等手术（图 6-5）。

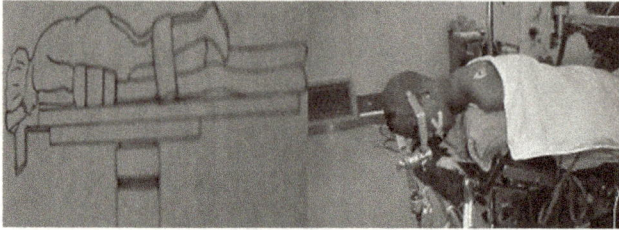

图 6-5 俯卧位

1. 摆放方法

（1）待手术患者麻醉后，将手术患者呈一直线从仰卧位缓慢转换为俯卧位，转换体位时使双臂紧贴于身体两侧，避免肩肘关节意外扭曲受伤。

（2）将手术患者头部移出手术床，直接放置于头托上或固定于头架上，调整头托或头架位置及高度，保证手术部位突出显露的同时呼吸通畅。

（3）双上肢平放于身体两侧，中单固定，约束带加固，或将双上肢自然弯曲置于头两侧搁手架上。

（4）胸部垫一大软垫，尽量靠上，于髂嵴两侧各垫一小方垫；或将两个中圆枕呈外八字形斜垫于两锁骨至肋下，将一中圆枕横垫于耻骨联合和髂嵴下，呈三角形，使胸腹部呈悬空状，保持呼吸运动不受限和静脉回流通畅。

（5）双侧膝盖下各垫一小软圈，两小腿胫前横置一软枕，使手术患者小腿呈自然微曲，增加舒适度。双足背下垫一小方软枕，避免足背过伸引起足背神经损伤。双腿用约束带固定。

2. 注意事项

（1）头部需妥善固定于头托或头架上，使用头托者必须注意前额、眼睛、耳朵、下颚、颧骨等处的保护，可选择凝胶头托或在放置体位前在前额、颧骨等易受压处给予防压疮透明敷贴，防止压疮发生。

（2）放置俯卧位时应使用适当体位垫，使胸腹部悬空，避免受压，保持呼吸通畅和静脉回流。

（3）男性手术患者注意避免阴茎和阴囊受压，女性手术患者注意避免乳房受压。

（4）肥胖的手术患者，应注意两侧手臂的固定和保护，避免术中手臂意外滑落或由于固定约束过紧造成压伤。

（四）膀胱截石位

适用于会阴部及经腹会阴直肠手术（图6-6）。

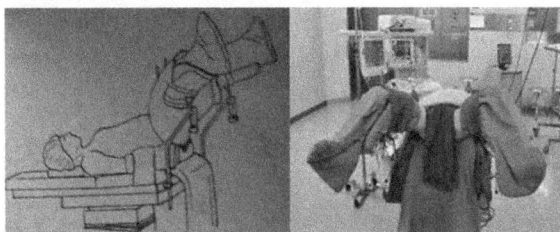

图6-6　膀胱截石位

1. 摆放方法

（1）将搁脚架分别置于手术床的两侧，根据手术患者大腿的长度及手术方式调节搁脚架的高度和方向。

（2）手术患者呈仰卧位，待麻醉后，脱去长裤，套上棉质裤套，下移手术患者身体，直至其尾骨略超过手术床背板下沿。

（3）将手术患者屈髋屈膝，大腿外展成60°~90°，分别缓慢置于搁脚架上，根据不同手术方式调节大腿间的角度及前屈角度，并用约束带固定双脚。

（4）卸下或摇下手术床尾部1/3部分，根据手术需要，可于臀部下方置一软垫，减轻局部压迫，便于操作。

（5）将一侧上肢置于身体旁，用小单包裹固定，另一侧上肢置于搁手板上，外展<90°。

2. 注意事项

（1）大腿前屈的角度应根据手术需要调整，经腹会阴手术，搁脚架与手术台成 70°左右，单纯会阴部手术成 105°左右，腹腔镜下左半结肠癌、乙状结肠癌和直肠癌根治术，双腿不要过度分开，股髂关节、膝关节屈曲成 150°～170°。

（2）两侧搁脚架必须处于同一水平高度。

（3）放置截石位必须注意保护双侧腘窝，在腘窝下应置平整的薄软垫，并且避免其外侧面受硬物挤压，防止腓总神经损伤。

（4）手术结束恢复体位时，应缓慢地将一条腿先从搁脚架上放下，避免血流动力学短时间内发生变化，引起体直立性低血压。

（5）对于有骨盆、股骨颈骨折史的手术患者，可通过抬高骶尾部使盆腔尽可能得到伸展。在放置和恢复体位时，均应小心操作，尽量使髋关节和膝关节同时运动，避免髋关节旋转，尤其是外旋外展。

（6）放置截石位过程中，应注意手术患者的保暖，并且注意保护手术患者的隐私。

（7）需进行肠道灌洗的直肠手术，应在手术患者臀下铺置防水巾，防止冲洗液浸湿床单，引起压疮发生。

（五）坐位

适用于后颅手术（图 6-7）。

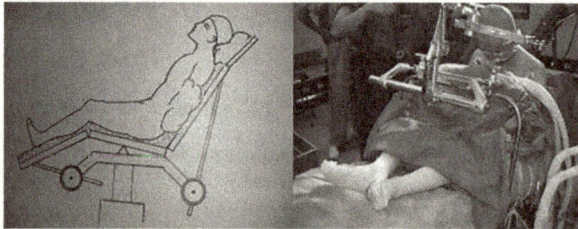

图 6-7　坐位

1. 摆放方法

（1）双腿选择合适的防栓袜或缠弹力绷带，避免栓塞的形成，防止深静脉血栓，甚至肺栓塞的发生。

（2）双膝下垫一长圆枕，使两腿稍有弯曲，防止下肢过伸。

（3）静脉通路通常建立于手术患者的左上肢，妥善固定，同时需保持静脉通路的通畅，外接延长管，方便于术中加药。

（4）两臂套上护臂套，以防电刀烧伤。让双手指稍露，有利于在术中观察末梢循环。双手下分别放置长圆枕上并予以固定。

（5）卸下手术床头板，双手抱住手术患者头部，床背慢慢抬起，直至床背成 90°。

（6）儿童或坐高较低者，臀下垫软方枕若干，使手术切口及消毒范围高于床背。

（7）安置头架，并固定于手术床，调整手术床位置。

（8）手术患者前胸与头架之间垫大方枕予以保护，并用约束带固定于床背。

2. 注意事项

（1）穿防栓袜前，评估手术患者腿的长度和小腿最粗段的周长，选择合适的防栓袜。穿防栓袜前应先抬高双下肢，然后再穿。

（2）为防止体直立性低血压，床背抬高速度尽量放慢，在整个过程中，需密切监测各项指标，如有血压下降或心率减慢等，应立即停止体位变动。

（3）体位安放完毕后，再次仔细检查头架的各个关节是否拧紧，检查手术患者身体的各部位是否已妥善固定；检查导尿管和深静脉穿刺管是否通畅，集尿袋可挂于手术患者左侧床边，以便观察术中的尿量。

（4）手术结束后手术患者仍须保持坐位姿势送回病房，为保证安全，须将手术患者头部固定在床头。

第五节　协助实施麻醉与术中监测

作为手术室中的重要主体，麻醉医师和手术室护士两者之间的相互了解和密切配合是确保所有手术患者生命安全、手术成功以及手术室正常运作的前提和保障。因此，一名合格的手术室护士除了掌握常规的手术室护理知识技能外，还应掌握麻醉基础知识和临床麻醉基础技术，能够正确协助麻醉医师进行各种麻醉，冷静熟练配合麻醉医师处理麻醉过程中的各种突发情况以及正确进行手术患者麻醉的监测。

一、全身麻醉的方法和配合

（一）全身麻醉的定义

使用麻醉药物经呼吸道吸入或静脉、肌内注射进入人体内，产生中枢神经系统的抑制，使手术患者在失去知觉、反射抑制和一定程度的肌肉松弛的情况下接受手术。

（二）全身麻醉的实施

全身麻醉的实施主要分为两大步骤：全身麻醉的诱导和全身麻醉的维持。

1. 全身麻醉的诱导

是指手术患者接受全麻药物后，由清醒状态到神志消失，并进入全麻状态后进行气管内插管的一个过程。诱导过程中，麻醉护士应配合麻醉医师准备好麻醉机、气管插管用具等，开放静脉和胃肠减压管；巡回护士应准备好负压吸引装置，同时在全身麻醉诱导过程中应密切关注手术患者的血压、心率、心电图和血氧饱和度等基础生命体征，妥善固定手术患者，防止诱导期间手术患者发生意外坠床。

目前临床较常用的全身麻醉诱导方式有面罩吸入诱导法和静脉诱导法。面罩吸入法是将麻醉面罩扣于手术患者口鼻部，开启麻醉蒸发器并逐渐增加吸入浓度，待手术患者意识消失后，静脉注射肌松药，行气管内插管。静脉诱导法是先以面罩吸入纯氧 2～3 分钟，根据病情选择合适的静脉麻醉药及剂量，从静脉缓慢注入并严密监测手术患者情况。待手术患者神志消失后再注入肌松药，麻醉面罩进行人工呼吸，实施气管内插管。

2. 全身麻醉的维持

全身麻醉的维持主要分为三种：即吸入麻醉维持、静脉麻醉维持和复合全身麻醉维持。

（1）吸入麻醉维持：使气体麻醉药或挥发性麻醉药经呼吸道吸入肺，由肺泡进入血液循环，继而到达中枢神经系统，以维持适当的麻醉深度。

（2）静脉麻醉维持：将麻醉药物通过静脉进入血液循环，继而到达中枢神经系统，以维持适当的麻醉深度。

（3）复合全身麻醉维持：是指两种或两种以上的全麻药物或（和）方法复合应用，实现麻醉时间、肌肉松弛的可控性，并可保持麻醉深度的平衡，以维持手术患者理想的麻醉状态。复合全身麻醉目前在临床得到越来越广泛的应用。

（三）全身麻醉的监测

对于全身麻醉的手术患者必须实施严密的监测，主要包括以下几个方面。

1. 心电监护

心电监护作为心脏功能监护的重要组成部分，是观察病情变化必不可少的手段。心电监护时应特别注意观察 P 波与 QRS 波群的变化，以便及时发现手术患者心律失常的早期症候群。

2. 血流动力学监测

包括血压、中心静脉压等。血压监测分为袖带式自动间接血压监测和直接血压监测（即动脉内置管进行连续有创的血压监测），代表心肌收缩力和心排血量，是维持脏器正常血液供应的必要条件。中心静脉压监测能够提示有效血容量的情况，以及周围血管收缩或心功能情况，指导术中液体管理。

3. 呼吸力学监测

具体指标包括气道压力、呼吸道阻力、胸肺顺应性及最大吸气负压等，这些参数的变化与通气功能、呼吸做功及机械通气对机体生理的影响有密切关系。

4. 血氧饱和度监测

无创监测氧合功能，可早期发现低氧血症，并在一定程度上反映循环状态，用于整个手术过程中监测患者的供氧情况。

5. 呼气末二氧化碳分压

可监测通气，指导麻醉机和呼吸机的安全使用，确定气管导管位置；还能反映肺血流，监测体内 CO_2 产量的变化，及时发现病情变化。

6. 血液气体分析

全面精确地判断患者的呼吸功能，包括通气、换气以及组织氧供与氧耗，是麻醉和重症患者诊治中的一项重要监测项目。可根据病情需要，经皮穿刺桡动脉、股动脉或腋动脉抽取血样，也可通过持续留置动脉导管抽取。

（四）全麻的护理配合

1. 护理配合方法

麻醉前，应帮助手术患者了解全身麻醉这一麻醉方式，给予心理支持；麻醉前再次核对手术患者是否已去除可以活动的义齿；检查负压吸引装置使其呈完好备用状态，以便吸除呼吸道分泌物；备好急救药品和器材，同时检查手术患者约束保护是否松紧适宜，以免影响肢体血液循环。麻醉诱导时，及时传递必要的用品，协助麻醉医师操作；还可用手掌轻按手术患者腹上区，以免面罩供氧时氧气进入胃内，引起胃肠道胀气。

2. 护理配合要点

（1）麻醉药物注入动脉可引起肢体血管痉挛，剧烈疼痛，甚至发生肢端坏死，因此开放静脉通路时应避免误入动脉，用药前必须进行严格的核对。

（2）手术患者体质各不相同，注射麻醉药物后偶有过敏现象。因此麻醉药物需现配现用，静脉推注时应匀速、缓慢，同时准备好抗过敏药物。

（3）有些麻醉药物（如丙泊酚）注入量多或注射速度过快时，可能出现短暂呼吸，循环抑制，应缓慢推注，并做好气管插管准备。

（4）非气管插管麻醉情况下，必须做好气管插管准备。

（5）静脉用药时应防止麻醉药渗漏，以免造成组织坏死；一且出现，立即拔除，重新静脉穿刺，局部给予热敷或 0.25% 普鲁卡因局部封闭。

二、阻滞麻醉的方法和配合

（一）阻滞麻醉的方法

1. 臂丛神经阻滞

将麻醉药物注射至臂丛神经干（丛）旁，阻滞此神经的传导功能，从而达到此神经分布区域手术无痛的方法。

2. 颈丛神经阻滞

将麻醉药物注射至颈丛神经干（丛）旁，阻滞此神经的传导功能，从而达到此神经分布区域手术无痛的方法。

3. 蛛网膜下腔阻滞

将麻醉药物注射至蛛网膜下腔，使脊神经根、背根神经及脊髓表面部分神经的传导功能受阻，从而达到区域手术无痛的方法。

4. 硬膜外腔阻滞

将麻醉药物注射至硬膜外腔，使脊髓神经根的传导功能受阻，从而达到区域手术无痛的方法。

5. 表面麻醉

将渗透性强的局麻药喷洒于黏膜表面，通过黏膜渗透，作用于神经末梢起到抑制疼痛的作用。

6. 局部浸润麻醉

在手术切口四周的组织中，分层地注入局麻药物，以阻滞神经末梢而起到抑制疼痛的作用。

（二）阻滞麻醉的护理配合

遵医嘱准备麻醉药，并与实施阻滞麻醉的麻醉医师进行双人核对，核对无误后方可使用。提醒操作者每次注药前均要回抽，确定不在血管内方可注射，以防局麻药注入血管内。注意麻醉药物用量的计算，防止超量。局麻药物有可能引起变态反应、循环系统抑制、呼吸系统抑制、中枢神经系统抑制及中毒，手术进行过程中必须加强巡视和监测。蛛网膜下腔麻醉的平面可随体位发生变化，所以手术患者应在可调节床面的手术床上实施手术，并注意在麻醉前开放静脉通路，补充容量，维持有效血液循环。硬膜外腔麻醉前应协助麻醉医生放置正确的体位，麻醉过程中协助扶持患者，不要随意离开，防止患者坠床或意外发生；用药前确定置管位置，避免误入蛛网膜下腔，否则可能引起患者全脊髓麻醉。

第六节 手术前准备

规范、严格的手术前准备是成功开展手术的基础与保障，每一名手术室护士都应加强操作练习，提高专科理论知识，以此确保和提高手术前准备质量。手术前准备主要分为三部分，分别是无菌手术器械台的准备、手术人员准备和手术患者准备，其中涵盖了许多手术室基础护理操作技能和手术室护理基本原则。

一、无菌手术器械台的准备

为保证手术全程所有手术物品的无菌状态，防止再污染，在手术开始前，洗手护士必须先建立无菌器械台，形成无菌区域。

（一）无菌手术器械台准备的基本原则

无菌手术器械台准备的基本原则包括：①在洁净、宽敞的环境中开启无菌器械包和敷料包，操作者穿着整洁，符合要求。②建立和整理无菌器械台过程中以及洗手护士和巡回护士交接一次性无菌物品时，均不可跨越已建无菌区。③无菌器械包和敷料包应在手术体位放置完成后打开。④无菌器械台应保持干燥，一旦敷料潮湿必须更换或重新覆盖无菌巾。⑤无菌手术器械台应为现用现备，若特殊情况下不能立即使用，则必须使用无菌巾覆盖，有效期为4小时。

（二）铺无菌器械台的步骤

1. 无菌包开启前检查

包括：①包外化学指示胶带变色情况。②包上灭菌有效期。

③外包装是否破损、潮湿或污秽。④是否为所需的器械包或敷料包。

2. 开启无菌包顺序

徒手打开无菌器械包或敷料包的最外层，注意手与未灭菌物品不能触及外层包布内面；内层包布应使用无菌镊子或无菌钳打开，注意顺序为先对侧，再左右两侧，最后近侧；或由洗手护士完成外科洗手，并戴上无菌手套后再打开。

3. 建立无菌器械台

方法包括：①直接利用无菌器械包或敷料包的包布打开后铺置于器械台上，建立无菌器械台。②利用无菌敷料包内的无菌敷料先建立无菌台面，然后打开无菌器械包将无菌器械移至无菌台面上。③铺无菌器械台时，台面敷料铺置至少应达到 4 层，台面要求平整，四周边缘下垂不少于 30 cm。④手术托盘一般摆放正在使用或即将使用的器械和物品，可在铺置无菌巾的过程中使用无菌双层中单和大孔巾直接铺置其上，建立无菌手术托盘，也可用双层无菌托盘套铺置。

4. 整理无菌器械台

洗手护士按照相同的既定顺序整理常规手术敷料和器械。特殊手术器械及物品，可按术中使用顺序、频率分类放置，以方便洗手护士在手术配合中及时拿取所需器械及物品。

5. 清点器械及物品

手术开始前洗手护士与巡回护士必须完成所有手术纱布、器械及物品的清点，巡回护士逐项记录。

二、手术人员准备

手术前，每一名手术团队成员必须严格按规范进行手术前自身准备，包括外科手消毒、穿无菌手术衣和戴无菌手套，通过规范、严格的手术前手术人员自身准备，建立无菌屏障，预防手术部位感染。

（一）外科手消毒

是指外科手术前医务人员用肥皂（皂液）和流动水洗手，再用手外科消毒剂清除或者杀灭手部暂居菌和减少常居菌的过程。使用的手消毒剂应具有持续抗菌活性。

1. 明确外科手消毒定义

外科手消毒与洗手、卫生手消毒统称为手卫生，其中洗手仅指用肥皂或皂液和流动水洗手，去除手部皮肤污垢和暂住菌的过程。而卫生手消毒是指医务人员使用速干手消毒剂揉搓双手，减少手部暂住菌的过程，两者应与外科手消毒区分。

2. 外科手消毒的设施准备

洗水池应设置在手术间附近，高矮合适，防溅喷，洗水池面应光滑无死角，每日清洁。水龙头应为非手接触式，数量不少于手术间数。清洁指甲用具指定容器存放，每日清洁与消毒。手刷等搓刷用品应指定放置，一人一用一灭菌或一次性无菌使用。外科手消毒剂应符合国家相关规定，并采用非手接触式出液器，宜使用一次性包装，重复使用的容器每次用完应清洁、消毒。

3. 外科手消毒的原则

先洗手后消毒；不同手术患者之间、手套破损、手被污染时，应重新进行外科手消毒；在整个外科手消毒过程中应始终保持双手位于胸前，低于肩高于腰，使水由手指远端自然流向肘部。

4. 洗手方法与要求

主要包括以下几个步骤：①洗手之前正确佩戴帽子、口罩及防护眼罩（图 6-8），摘除戒指、人工指甲等手部饰物，并修剪指甲，长度应不超过指尖。②取适量的清洗剂清洗双手、前臂和上臂下 1/3，并认真揉搓。清洁双手时，可使用手刷等清洁指甲下的污垢和手部皮肤的皱褶处。③流动水冲洗双手、前臂和上臂下1/3。④使用干手物品擦干双手、前臂和上臂下 1/3。

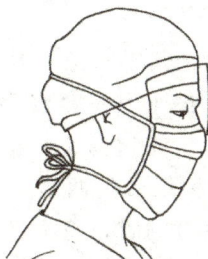

图 6-8　洗手之前戴帽子、口罩及防护眼罩

5. 外科手消毒方法

主要分为以下两种方法。①冲洗手消毒法：取足量的外科手消毒剂涂抹至双手的每个部位、前臂和上臂下 1/3，并认真揉搓 2～6 分钟，用流动水冲净双手、前臂和上臂下 1/3，使用无菌毛巾或一次性无菌纸巾彻底擦干。②免冲洗手消毒法：取适量免冲洗手消毒剂涂抹至双手的每个部位、前臂和上臂下 1/3，并认真揉搓至消毒剂干燥。具体消毒剂的取液量、揉搓时间及使用方法遵循外科手消毒剂产品的使用说明。

我国卫生部关于手卫生的规范中明确规定了外科手消毒中手部揉搓的步骤，包括：（A）掌心相对揉搓；（B）手指交叉，掌心对手背揉搓；（C）手指交叉，掌心相对揉搓；（D）弯曲手指关节在掌心揉搓；（E）拇指在掌心中揉搓；（F）指尖在掌心中揉搓（图 6-9）。

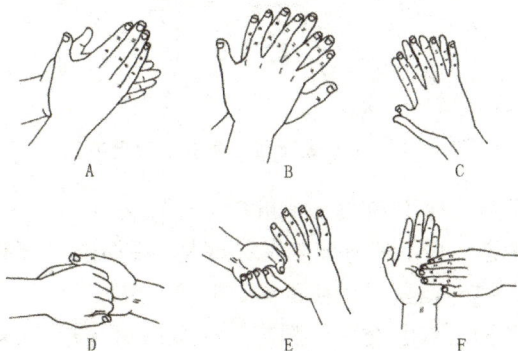

图 6-9　外科手消毒手部揉搓步骤

6. 注意事项

冲洗手消毒法中，用无菌毛巾或一次性无菌纸巾彻底擦干是指将手、前臂和肘部依次擦干，先擦双手，然后将无菌毛巾或一次性无菌纸巾折成三角形，光边向心，搭在一侧前臂上，对侧手捏住无菌毛巾或一次性无菌纸巾的两个角，由手向肘部顺势移动，擦干水迹，不得回擦；擦对侧时，将无菌毛巾或一次性无菌纸巾翻转，方法同前。

（二）无菌手术衣穿着

常用的无菌手术衣有两种式样：一种是背部对开式手术衣，另一种是背部全遮式手术衣。

1. 对开式无菌手术衣的穿着方法（图 6-10）

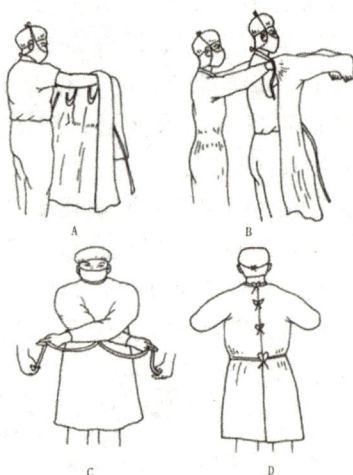

图 6-10　对开式无菌手术衣的穿着方法

（1）洗手后，取手术衣，提起衣领轻轻抖开，将手术衣轻掷向上的同时，顺势将双手和前臂伸入衣袖内，并向前平行伸展（A）。

（2）巡回护士在其身后协助向后拉衣（B）。

（3）洗手护士双手交叉，腰带不交叉向后传递（C）。

（4）巡回护士在身后系带。

（5）手术衣无菌区域为：肩以下、腰以上、腋前线的胸前及双手（D）。

2. 全遮式无菌手术衣的穿着方法（图 6-11）

（1）洗手后，取手术衣，将衣领提起轻轻抖开（A）。

（2）将手术衣轻掷向上的同时，顺势将双手和前臂伸入衣袖内，并向前平行伸展，巡回护士在其身后将手伸直手术衣内侧，协助向后拉衣，手不得碰触手术衣外侧（B）。

（3）穿衣者戴无菌手套后将前襟的腰带递给已完成外科手消毒并戴好无菌手套的洗手护士（C）。

（4）洗手护士拉住腰带后嘱穿衣者原地缓慢转动一周，再将腰带还与穿衣者（D）。

（5）穿衣者将腰带系于胸前（E）。

（6）无菌区域为：肩以下、腰以上的胸前、双手臂、侧胸及后背（F）。

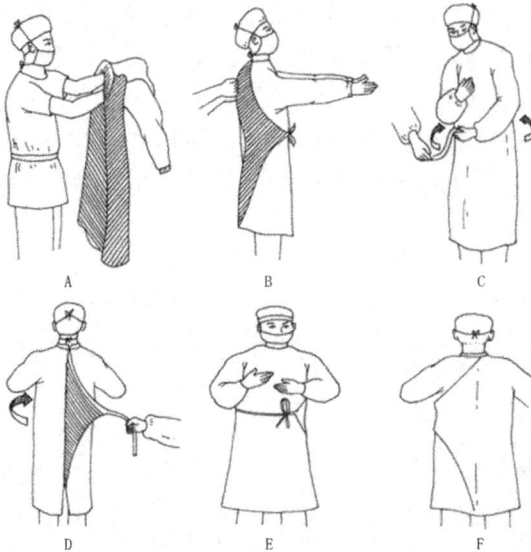

图 6-11　穿全遮蔽式无菌手术衣

3. 注意事项

（1）穿手术衣必须在手术间进行，四周有足够的空间，穿衣者面向无菌区。穿衣时，手术衣不可触及任何非无菌物品，若不慎触及，应立即更换。

（2）巡回护士向后拉衣领、衣袖时，双手均不可触及手术衣外面。

（3）穿全遮式手术衣时，穿衣人员必须戴好手套，方可接取腰带。

（4）穿好手术衣、戴好手套，在等待手术开始前，应将双手放在手术衣胸前的夹层或双手互握置于胸前。双手不可高举过肩、垂于腰下或双手交叉放于腋下。

4. 连台手术更换无菌手术衣的方法

需要进行连续手术时，连台的手术人员首先应洗净手套上的血迹，然后由巡回护士松解背部系带，先脱去手术衣，后脱去手套。脱手术衣时必须保持双手不被污染，否则必须重新进行外科手消毒。脱手术衣的方法有两种。①他人协助脱衣法：自己双手向前微屈肘，巡回护士面对脱衣者，握住衣领将手术衣向肘部、手的方向顺势翻转脱下，此时手套的腕部正好翻于手上（图 6-12）。②个人脱衣法：脱衣者左手抓住右肩手术衣外面，自前拉下，使手术衣的衣袖由里向外翻转；同样方法拉下左肩并脱下手术衣，保护手臂及洗手衣裤不触及手术衣的外面，以免受到污染（图 6-13）。

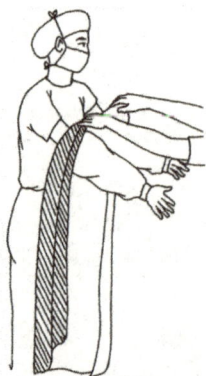

图 6-12 他人协助脱手术衣　　　　图 6-13 自行脱手术衣

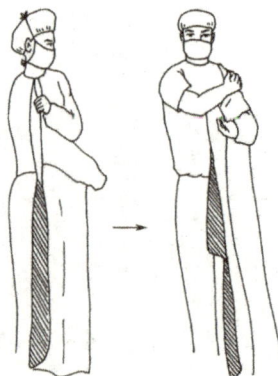

（三）戴无菌手套

由于外科手消毒仅能去除和杀灭皮肤表面的暂居菌，对皮肤深部常驻菌无效。在手术过程中，皮肤深部的细菌会随术者汗液带到手的表面。因此，参加手术人员必须戴无菌手套。需注意的是，戴无菌手套不能取代外科手消毒。

1. 开放式戴无菌手套方法

（1）穿好手术衣，右手提起手套反折部，将拇指相对（A）。

（2）先戴左手：右手持住手套反折部，对准手套五指插入左手。再戴右手：左手指插入右手手套的反折部内面托住手套，插入右手（B）。

（3）将反折部分别翻上并包住手术衣袖口（C）（图6-14）。

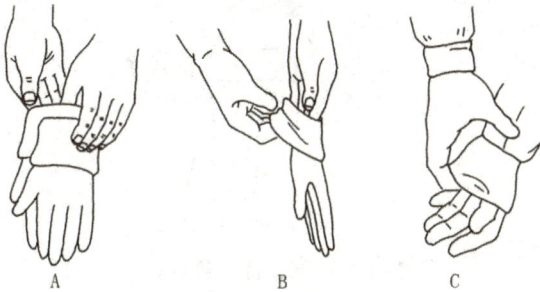

图 6-14　开放式戴手套

2. 密闭式戴无菌手套方法

该方法与开放式戴手套法的区别是手术者的双手不直接暴露于无菌界面中，而是藏于无菌手术衣袖中，完成无菌手套的佩戴。

3. 协助术者戴无菌手套方法

（1）洗手护士双手手指（拇指除外）插入手套反折口内面的两侧，手套拇指朝外上，小指朝内下，呈外八字形，四指用力稍向外拉开以扩大手套入口，有利术者戴手套。

（2）术者左手掌心朝向自己，对准手套，五指向下，护士向上提，同法戴右手。

（3）术者自行将手套反折翻转包住手术衣袖口（图6-15）。

4. 注意事项

主要包括：①持手套时，手稍向前伸，不要紧贴手术衣。②戴开放式手套时，未戴手套的手不可触及手套外面，戴手套的手不可接触手套的内面。③戴好手套后，应将手套的反折处翻转过来包住袖口，不可将腕部裸露；翻转时，戴手套的手指不可触及皮肤。④戴有粉手套时，应用生理盐水冲净手套上的滑石粉再参与手术。⑤协助术者戴手套时，洗手护士戴好手套的手应避免触及术者皮肤。

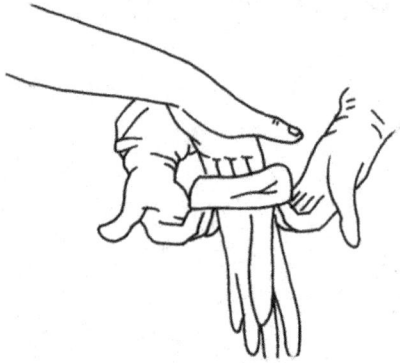

图 6-15　他人协助戴手套

5. 连台手术的脱无菌手套法

（1）按连台手术脱手术衣法脱去手术衣，使手套边缘反折。

（2）将戴手套的右手插入左手手套外面的反折处脱去手套，然后左手拇指伸入右手手套内面的鱼际肌之间，向下脱去右手手套。

（3）注意戴手套的手不可触及双手的皮肤，脱去手套的手不可触及手套外面，以确保手不被手套外的细菌污染。

（4）脱去手套后，双手需重新外科手消毒后方可参加下一台手术。

三、手术患者准备

手术患者的皮肤表面存在大量微生物，包括暂住菌和常居菌，手术团队成员通过对手术患者进行清洁皮肤、有效备皮和消毒皮肤等术前准备工作，杀灭暂居菌，最大限度地杀灭或减少常居菌，以此避免手术部位感染。

（一）手术患者皮肤清洁

手术患者皮肤清洁的目的是清除患者皮肤残留污垢，根据患者的情况不同可采用以下方法。

1. 活动自如的手术患者

术前一天用含抑菌成分（氯己定、醇类）的沐浴露进行淋浴，嘱手术患者清洗手术切口四周皮肤，清理皮肤皱褶内的污垢。

2. 活动受限的手术患者

术前用含抑菌成分（氯己定、醇类）的沐浴露进行床上沐浴，条件许可的话床上沐浴最好两次以上（视患者身体状况和皮肤实际洁净度而定）。

（二）手术患者术前备皮

人体皮肤表面常有各种微生物，包括暂居菌群和常居菌群，特别是当术前备皮不慎损伤皮肤时，更易造成暂居菌寄居而繁殖，成为手术部位感染的因素之一。

1. 备皮方法

应尽可能使用电动毛发去除器。应谨慎使用脱毛膏，使用前应严格按照生产商的说明进行操作，以及对手术患者进行相关的过敏试验；应尽量避免使用剃毛刀，防止手术患者手术区域毛囊受损，继发术后感染；如需使用，应在备皮前用温和型肥皂水对皮肤和毛发进行湿润。对于毛发稀疏的患者，不主张术前备皮，但必须做皮肤清洁。

2. 备皮时间

手术当日，越接近手术时间越好。

3. 备皮地点

建议在手术室的术前准备室内进行；不具备此条件的医院也可在病区治疗室内进行。

（三）手术患者皮肤消毒

即手术前采用皮肤消毒剂杀灭手术区域皮肤上的暂居菌，最大限度地杀灭或减少常驻菌，避免手术部位感染的方法。严格进行手术区皮肤消毒是降低手术部位感染的重要环节。

1. 常用皮肤消毒剂

手术患者皮肤消毒常用的药品、用途和特点见表 6-1。

表 6-1　手术患者皮肤消毒常用的药品、用途和特点

药品	主要用途	特点
2%～3%碘酊	皮肤的消毒（需乙醇脱碘）临床上使用很少	杀菌广谱、作用力强、能杀灭芽孢
0.2%～0.5%碘伏	皮肤、黏膜的消毒	杀菌力较碘酊弱，不能杀灭芽孢，无须脱碘
0.02%～0.05%碘伏	黏膜、伤口的冲洗	杀菌力较弱，腐蚀性小
75%乙醇	颜面部、取皮区皮肤的消毒；使用碘酊后脱碘	杀灭细菌、病毒、真菌，对芽孢无效，对乙肝等病毒无效
0.1%～0.5%氯己定	皮肤消毒	杀灭细菌，对结核杆菌、芽孢有抑制作用

2. 注意事项

进行手术患者皮肤消毒时，应注意：①采用碘伏皮肤消毒，应涂擦 2 遍，作用时间 3 分钟。②脐、腋下、会阴等皮肤皱褶处的消毒应注意加强。③在消毒过程中，操作者双手不可触碰手术区或其他物品。④遇术前有结肠造瘘口的手术患者，皮肤消毒前应先将造瘘部位用无菌纱布覆盖，使之与手术切口及周围区域相隔离，再进行常规皮肤消毒。⑤遇烧伤、腐蚀或皮肤受创伤的手术患者，应使用0.9%的生理盐水进行术前皮肤冲洗准备。⑥皮肤消毒后，应使消毒剂与皮肤有充分时间接触后，再铺无菌巾，以使消毒剂发挥最大消毒效果。⑦实施头面部、颈后入路手术时，应在皮肤消毒前用防水眼贴（或眼保护垫）保护双眼，防止消毒液流入眼内，损伤角膜。⑧皮肤消毒时，避免消毒液流入手术患者身下、止血袖带下或电极板下，防止发生化学性烧伤或诱发压疮。消毒过程中一旦弄湿床单，应及时更换，以免术中患者皮肤长时间接触浸有消毒液的床单，造成皮肤烧伤（婴幼儿手术尤其应注意）。⑨遇糖尿病或有皮肤溃疡的手术患者，手术医生进行皮肤消毒时，动作应尽可能轻柔。⑩用于皮肤消毒的海绵钳使用后不可再放回无菌器械台。

3. 皮肤消毒的方法和范围

以目前临床上使用较多的 0.2%～0.5% 碘伏为例，介绍手术区域皮肤消毒的范围如下。

（1）头部手术：头部及前额（图 6-16）。

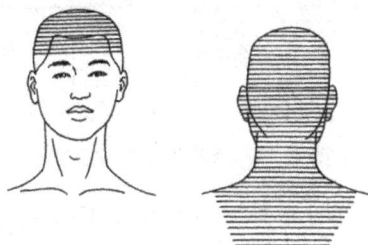

图 6-16　头部及前额消毒范围

（2）口、颊面部手术：面、唇及颈部（图 6-17）。

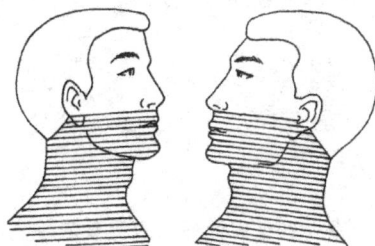

图 6-17　面、唇及颈部消毒范围

（3）耳部手术：术侧头、面颊及颈部（图 6-18）。

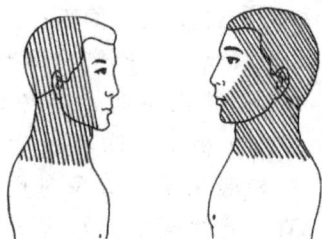

图 6-18　耳部手术消毒范围

（4）颈部手术。①颈前部手术：上至下唇，下至乳头，两侧至斜方肌前缘。②颈椎手术：上至颅顶，下至两腋窝连线（图 6-19）。

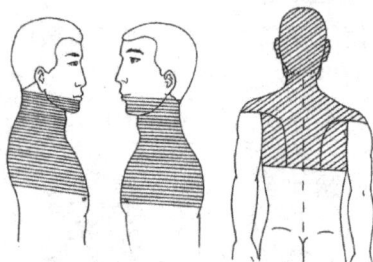

图 6-19　颈部手术消毒范围

（5）锁骨部手术：上至颈部上缘，下至上臂上 1/3 处和乳头上缘，两侧过腋中线（图 6-20）。

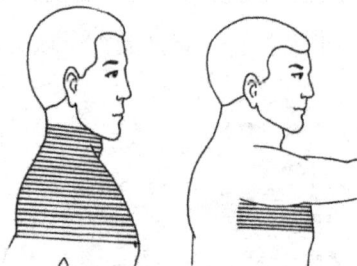

图 6-20　锁骨部手术消毒范围

（6）胸部手术。①侧卧位：前后过腋中线，上至肩及上臂上 1/3，下过肋缘，包括同侧腋窝（图 6-21）。②仰卧位：前后过腋中线，上至锁骨及上臂，下过脐平行线（图6-22）。

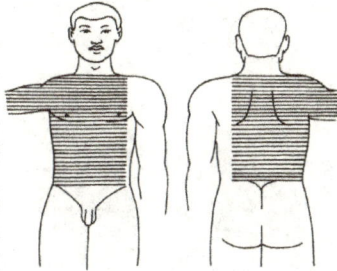

图 6-21　侧卧位胸部手术消毒范围

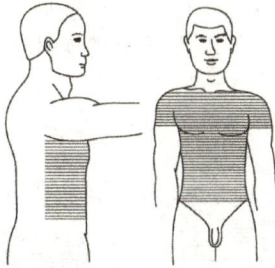

图 6-22　仰卧位胸部手术消毒范围

（7）乳癌根治手术：前至对侧锁骨中线，后至腋后线，上过锁骨及上臂，下过脐平行线（图6-23）。

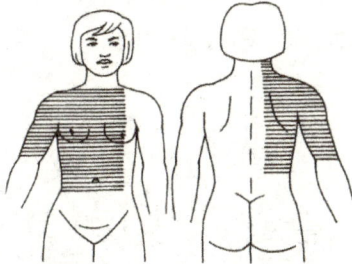

图 6-23　乳癌根治手术消毒范围

（8）腹部手术。①腹上区手术：上至乳头，下至耻骨联合，两侧至腋中线。②耻区手术：上至剑突，下至大腿上 1/3，两侧至腋中线（图

6-24）。

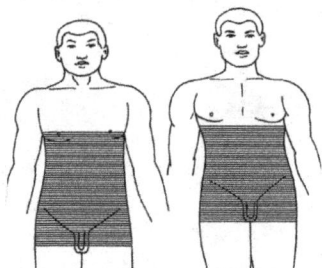

图 6-24　腹上区手术消毒范围和耻区手术消毒范围

（9）脊柱手术。①胸椎手术：上至肩，下至髂嵴连线，两侧至腋中线。②腰椎手术：上至两腋窝连线，下过臀部，两侧至腋中线（图 6-25）。

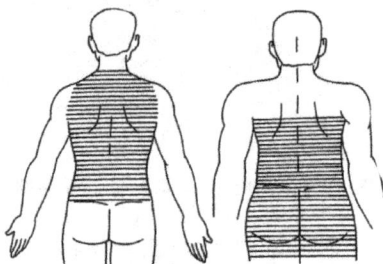

图 6-25　胸椎手术消毒范围和腰椎手术消毒范围

（10）肾脏手术：前后过腋中线，上至腋窝，下至腹股沟（图 6 26）。

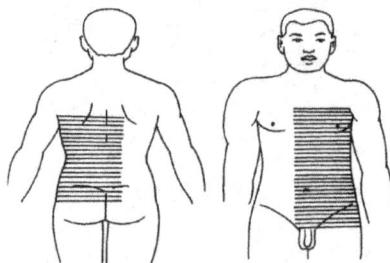

图 6-26　肾部手术消毒范围

（11）会阴部手术：耻骨联合、肛门周围及臀，大腿上 1/3 内侧（图 6-27）。

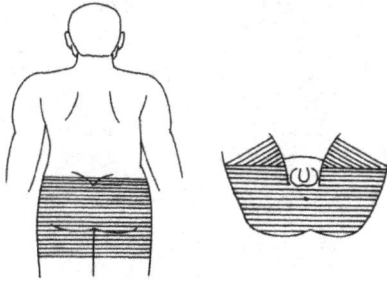

图 6-27　会阴部手术消毒范围

（12）髋部手术：前后过正中线，上至剑突，下过膝关节（图 6-28）。

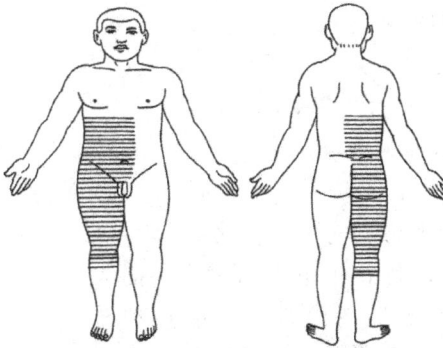

图 6-28　髋部手术消毒范围

（13）四肢手术：手术野周围消毒，上下各超过一个关节（图 6-29）。

（四）铺无菌巾

即在手术切口周围按照规定铺盖无菌敷料，以建立无菌手术区域，同时保证暴露充分的手术区域。

1. 铺无菌巾原则

（1）洗手护士应穿戴手术衣、手套后协助手术医生完成铺无菌巾。

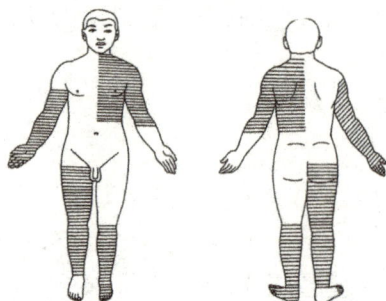

图 6-29　四肢手术消毒范围

（2）手术医生未穿手术衣、未戴手套，直接铺第 1 层切口单；双手臂重新消毒，再穿手术衣、戴手套，铺余下的无菌巾单。

（3）铺无菌巾至少 4 层，且距离切口 2～3 cm，悬垂至床缘下 30 cm，无菌巾一旦放下，不得移动。必须移动时，只能由内向外，不得由外向内。

（4）铺无菌巾顺序：先下后上，先对侧后同侧（未穿手术衣）；先同侧后对侧（已穿手术衣）。

2. 常见手术铺无菌巾方法

（1）腹部手术：①洗手护士递第 1～3 块治疗巾，折边开口向医生，铺切口的下方、对方、上方，第 4 块治疗巾，折边开口对向自己，铺切口同侧，布巾钳固定。②铺大单 2 块，分别遮盖上身及头架、遮盖下身及托盘，铺单时翻转保护双手不被污染。③铺大洞巾 1 块遮盖全身，对折中单铺托盘。④若肝、脾、胰、髂窝、肾移植等手术时，宜先在术侧身体下方铺对折中单 1 块。

（2）甲状腺手术：①对折中单铺于头、肩下方，巡回护士协助患者抬头，上托盘架。②中单 1 块横铺于胸前。③将治疗巾 2 块揉成团形，填塞颈部两侧空隙。④切口四周铺巾方法同腹部手术。

（3）胸部（侧卧位）、脊椎（胸段以上）、腰部手术：①对折 2 块中单，分别铺盖切口两侧身体的下方。②切口铺巾，同腹部手术。

（4）乳腺癌根治手术：①对折中单 4 层铺于胸壁下方及肩下。②中单 1 块包裹前臂，绷带包扎固定。③治疗巾 5 块，交叉铺盖切口周围，巾钳固定。④1 块大单铺于腋下及上肢；另一块铺身体上部、头架。⑤铺大洞巾覆盖全身。⑥中单横铺于术侧头架一方，巾钳固定于头架或输液架上，形成无菌障帘。

（5）会阴部手术：①中单四层铺于臀下，巡回护士协助抬高患者臀部。②治疗巾 4 块铺切口周围，大单铺上身至耻骨联合。③双腿套上腿套，注意不能触及脚套内层。

（6）四肢手术：①大单四层铺于术侧肢体下方。②对折治疗巾 1 块，由下至上围绕上臂或大腿根部及止血带，巾钳固定。③中单包术侧肢体末端，无菌绷带包扎，用大单铺身体及头架。④术侧肢体从大洞巾孔中穿出。

（7）髋关节手术：①对折中单铺于术侧髋部下方。②大单铺于术侧肢体下方。③治疗巾：第 1 块铺于患者会阴部，第 2～5 块铺于切口四周用布巾钳固定。④中单对折包裹术侧肢体末端，铺大单于上身及头架。⑤铺大洞巾方法同"四肢手术"。

第七节　手术中护理配合

一、洗手护士配合

（一）洗手护士工作流程

洗手护士工作流程主要包括以下几个步骤：①准备术中所需物品。②外科手消毒。③准备无菌器械台。④清点物品。⑤协助铺手术巾。⑥传递器械物品配合手术。⑦清点物品。⑧关闭伤口。⑨清点物品。⑩手术结束器械送消毒供应中心处理。

（二）洗手护士职责

1. 手术前准备职责

洗手护士应工作严谨、责任心强，严格落实查对制度和无菌技术操作规程；术前了解手术步骤、配合要点和特殊准备，熟练配合手术；按不同手术准备术中所需的手术器械，力求齐全。

2. 手术中配合职责

洗手护士应提前15分钟洗手，进行准备。具体工作分器械准备、术中无菌管理和物品清点几个部分。器械准备包括：①整理器械台，物品定位放置。②检查器械零件是否齐全，关节性能是否良好。③正确、主动、迅速地传递所需器械和物品。④及时收回用过的器械，擦净血迹，保持器械干净。术中无菌管理包括：①协助医生铺无菌巾。②术中严格遵守无菌操作原则，保持无菌器械台及手术区整洁、干燥，无菌巾如有潮湿，应及时更换或重新加盖无菌巾。物品清点包括：①与巡回护士清点术中所需所有物品，术后确认并在物品清点单上签名。②术中病理标本要及时交予巡回护士管理，防止遗失。③关闭切口前与巡回护士共同核对术中所用的所有物品，正确无误后，告知主刀医生，才能缝合切口，关闭切口及缝合皮肤后再次清点所有物品。

3. 手术后处置职责

术后擦净手术患者身上的血迹，协助包扎伤口；术后器械确认数量无误后，用多酶溶液浸泡15分钟，初步处理后送消毒供应中心按器械处理原则集中处理，不能正常使用的器械做好标识并通知及时更换。

二、巡回护士配合

（一）巡回护士工作流程

巡回护士工作流程主要包括以下几个步骤：①术前访视手术患者。②核对（患者身份、所带物品、手术部位）。③检查（设备仪器、器械物品）。④麻醉前实施安全核查。⑤放置体位。⑥开启无菌包，清点物品。⑦协助术者上台。⑧配合使用设备仪器，供应术中物品，加强术中巡视观察。⑨手术结束前清点物品，保管标本。⑩手术结束后与病房交接。

（二）巡回护士工作职责

1. 术前准备职责

（1）术前实施术前访视，了解患者病情、身体、心理状况以及静脉充盈情况，必要时简单介绍手术流程，给予心理支持；了解患者手术名称、手术部位、术中要求及特殊准备等。

（2）术前了解器械、物品的要求并准备齐全；检查所需设备及手术室环境，处于备用状态。

（3）认真核对患者姓名、床号、住院号、手术名称、手术部位、血型、皮试、皮肤准备情况；按物品交接单核对所带物品；用药时认真做到"三查八对"。

（4）根据不同手术和医师要求放置体位，手术野暴露良好，使患者安全舒适。

2. 术中配合职责

（1）与洗手护士共同清点所有物品，及时准确地填写物品清点单，并签全名。

（2）协助手术者上台，术中严格执行无菌操作，督查手术人员的无菌操作。

（3）严密观察病情变化，重大手术做好应急准备。

（4）严格执行清点查对制度，包括各种手术物品、输血和标本等，及时增添所需各种用物。

（5）保持手术间安静、有序。

3. 手术后处置职责

（1）手术结束，协助医生包扎伤口。

（2）注意保暖，保护患者隐私。

（3）患者需带回病房的物品应详细登记，并与工勤人员共同清点。

（4）整理手术室内一切物品，物归原处，并保证所有仪器设备完好，呈备用状态。

（5）若为特殊感染手术，按有关要求处理。

三、预防术中低体温

低体温是手术过程中最常见的一种并发症，60％～90％的手术患者可发生术中低体温，而术中低体温可导致诸多并发症，由此增加的住院天数和诊疗措施，会导致额外医疗经费的支出。因此手术室护士应采取有效的护理措施来维持手术患者的正常体温，预防低体温的发生。

（一）低体温的定义和特点

通常当手术患者的核心体温低于 36 ℃时，将其定义为低体温。在手术过程中发生的低体温呈现出三个与麻醉时间相关的变化阶段：即重新分布期、直线下降期和体温平台期。重新分布期，指发生在麻醉诱导后的 1 小时内，核心温度迅速向周围散布，可导致核心温度下降大约 1.6 ℃；直线下降期，指发生在麻醉后的数个小时内，在这一时期，手术患者热量的流失超过新陈代谢所产热量。在这一时期给予患者升温能有效限制热量的流失；体温平台期，指在之后一段手术期间内，手术患者体温维持不变。

（二）与低体温相关的不良后果和并发症

手术过程中出现的低体温，除了给手术患者带来不适、寒冷的感觉外，在术中及术后可能导致一系列不良后果和并发症，包括术中出血增加，导致外源性输血、术后伤口感染率增加、术后复苏时间延长、麻醉复苏时颤抖、心肌缺血、心血管并发症、药物代谢功能受损、凝血功能障碍、创伤手术患者的病死率增加、免疫功能受损、深静脉血栓发生率增加。

（三）与低体温发生相关的风险因素

1. 新生儿和婴幼儿

由于新生儿和婴幼儿体积较小，体表面积相对较大，从而导致热量快速地通过皮肤流失；同时新生儿和婴幼儿的体温中枢不完善且体温调节能力较弱，容易受环境温度的影响，当手术房间室温过低时，其体温会急剧下降。

2. 外伤性或创伤性手术患者

由于失血、休克、快速低温补液、急救被脱去衣服等多因素导致外伤性或创伤性手术患者极易在手术过程中发生低体温，而且研究显示术中低体温会增加创伤性手术患者的病死率。

3. 烧伤手术患者

被烧伤的组织引起的热辐射、暴露的组织与空气进行对流传导以及皮肤保护功能的损伤，都使烧伤手术患者成为发生低体温的高危人群。

4. 麻醉

全麻和半身麻醉（包括硬膜外麻醉和脊髓麻醉）过程中使用的麻醉药物尤其是抑制血管收缩类药物，使手术患者血管扩张，导致核心温度向患者体表散布。因此当麻醉过程长于 1 小时，患者发生低体温的风险增加。

5. 年龄

老年手术患者在生理上不可避免地出现生命器官功能减退，如脂肪肌肉组织的减少、新陈代谢率降低、对温度敏感性减弱等，以及对麻醉和手术的耐受性和代偿功能明显下降，因此更容易导致低体温。

6. 其他与低体温发生相关的因素

包括体重（消瘦患者）、代谢障碍（甲状腺功能减退、垂体功能减退）、抗精神病和抗抑郁症药物治疗的慢性疾病、使用电动空气止血仪、手术室室温过低、低温补液及血液制品输注、手术过程中开放的腔隙等。

（四）围手术期体温监测

1. 围手术期体温监测的重要性

围手术期常规监测体温，能够为手术室护士制订护理计划提供建议；将体温监测结果与风险因素的评估结合，有助于采取有效措施，预防和处理低体温。

2. 体温监测方式

能准确监测核心体温的四种体温监测方式是鼓膜监测法、食管末梢监测法、鼻咽监测法和肺动脉监测法，其中尤以前三种在围手术期可行性较高。此外常用的体温监测部位还包括肛门、腋窝、膀胱、口腔和体表等。

（五）围手术期预防低体温的护理干预措施

1. 术前预热手术患者

进行麻醉诱导前对手术患者进行至少 15 分钟的预热，能有效缩小患者核心温度和体表温度的温度梯度，同时能减小麻醉药物引起的血管扩张作用，预防低体温的发生，尤其是低体温发生第一阶段时核心温度的下降。

2. 使用主动升温装置

（1）热空气加温保暖装置：临床循证学已证明热空气动力加温保暖装置能安全有效预防术中低体温，对新生儿、婴幼儿、病态肥胖患者均有效果。

（2）循环水毯：将循环水毯铺于手术患者身下能有效将热量通过接触传导传递给患者，维持正常体温。

3. 加温术中输液或输血

术中当手术患者需要大量输液或输血时，尤其当成年手术患者每小时的输液量大于 2 L 时，应该考虑使用加温器将补液或血液加温至 37 ℃，防止因过量低温补液输入引起的低体温。同时有研究表明热空气动力加温保暖装置与术中静脉补液加温联合使用，预防低体温的效果更佳。

4. 加温术中灌洗液

在进行开放性手术的过程中，当需要进行腹腔、胸腔、盆腔灌洗时，手术室护士可加温灌洗液至 37 ℃左右或用事先放于恒温箱中的灌洗液进行术中灌洗。

5. 控制手术房间温度

巡回护士应有效控制手术间温度，避免室温过低。在手术患者进手术间前 15 分钟开启空调，使手术间的室温在手术患者到达时已达到 22～24 ℃。

6. 减少手术患者暴露

将大小适宜的棉上衣盖在非手术部位，保证非手术区域的四肢与肩部不裸露，起到保暖的作用。在运送手术患者至复苏室或病房的过程中，选用相应厚薄盖被，避免手术患者肢体或肩部裸露在外。

7. 维持手术患者皮肤干燥

术前进行皮肤消毒时，须严格控制消毒液剂量，避免过剩的消毒液流至手术患者身下；术中洗手护士应及时协助手术医生维持手术区域的干燥，及时将血液、体液和冲洗液用吸引装置吸尽；手术结束时，应及时擦净擦干皮肤，更换床单保持干燥。

8. 湿化加温麻醉气体

对麻醉吸入气体进行湿化加温这种护理预防措施对预防新生儿和儿童发生低体温尤其有效。

四、外科冲洗和术中用血、用药

（一）外科冲洗

即在外科手术过程中采用无菌液体或药液冲洗手术切口、腔隙及相关手术区域，达到减少感染、辅助治疗的目的。常用于以下两种情况。

1. 肿瘤手术患者

常采用 42 ℃低渗灭菌水 1000～1500 mL 冲洗腹腔，或化疗药物稀释液冲洗手术区域，并保留 3～5 分钟，可以有效防止肿瘤脱落细胞的种植。

2. 感染手术患者

常采用 0.9％生理盐水 2000～3000 mL 冲洗，或低浓度消毒液体冲洗感染区域，尤其对于消化道穿孔的手术患者可以有效降低术后感染率。

（二）术中用血

1. 术中用血的方式

根据患者的病情，可采用以下几种方式。①静脉输血：经外周静脉、颈内静脉、锁骨下静脉进行输血。②动脉输血：经左手桡动脉穿刺或切开置入导管，是抢救严重出血性休克的有效措施之一，该法不常用，可迅速补充血容量，并使输入的血液首先注入心脏冠状动脉，保证大脑和心脏的供血。③自体血回输：使用自体血回输装置，将术中患者流出的血进行回收，经抗凝、过滤、离心后，将分离沉淀所得的红细胞加晶体液即可回输给患者。

2.术中用血的注意事项

手术中用血具有一定的特殊性，应注意以下几个方面：①巡回护士应将领血单、领取血量、手术房间号等交接清楚；输血前巡回护士应与麻醉医生实施双人核对；核对无误，双方签名后方可使用，以防输错血。②避免快速、大量地输入温度过低的血液，以防患者体温过低而加重休克症状。③输血过程中应做好记录，及时计算出血量和输血量，结合生命体征，为手术医生提供信息以准确判断病情。④手术结束而输血没有结束，血制品必须与病房护士当面交班，以防出错。⑤谨防输血并发症及变态反应，特别是在全麻状态下，许多症状可能不典型，必须严密观察。

（三）术中用药

手术室的药品除了常规管理外，还必须注意以下几点：①手术室应严格区分静脉用药与外用药品，统一贴上醒目标签，以防紧急情况下拿错。②麻醉药必须专柜上锁管理，对人体有损害的药品应妥善保管；建立严格的领取制度，使用须凭专用处方领取。③生物制品、血制品及需要低温储存的药品应置于冰箱内保存，定期清点。

五、手术物品清点

手术过程中物品的清点和记录非常重要，应遵循以下原则：①清点遵循"二人四遍清点法"原则，即洗手护士和巡回护士两人，在手术开始前、关闭腔隙前、关闭腔隙后、缝合皮肤后分别进行清点。②在清点过程中，洗手护士必须说出物品的名称、数量和总数，清点后由巡回护士唱读并记录。③清点过程必须"清点一项、记录一项"。④如果在清点手术用物时,发现清点有误,巡回护士必须立即通知手术医生,停止关闭腔隙或缝合皮肤,共同寻找物品去向,直至物品清点无误后再继续操作。物品清点单作为病历的组成部分具有法律效应,不可随意涂改。

六、手术室护理文书记录

护理文书是护理工作以书面记录保存的档案,是整个医疗文件的重要组成部分,护理文书与医疗记录均属于具有法律效力的证明文件。规范的手术室文书记录对提高手术室护理质量、确保手术安全、提高患者满意度起到了重要的辅助作用。

(一)手术室护理文书记录意义

手术护理文书指手术室护士记录手术患者接受专科护理治疗的情况,能客观反映事实。部分手术护理文书需保存在病历内,并且具有法律效力。特别是《医疗事故处理条例》引入了"举证责任倒置"这一处理原则,护理文书书写的规范及质量显得更为重要。手术室护士应本着对手术患者负责、对自己负责的认真态度,根据卫生部 2010 年 3 月 1 日印发的《病历书写规范》要求及手术室护理相关规范制度,如实、准确地书写各类护理文书。

(二)手术室护理文书记录的主要内容

手术室护理文书一般包含四大部分:手术患者交接、手术安全核查、术中护理及手术患者情况和手术物品清点情况。

1. 手术患者交接记录

记录的护理表单是《手术患者转运交接记录单》。手术患者入手术室后,巡回护士与病区护士进行交接,对手术患者的神志、皮肤情况、导管情况、带入手术室药物及其他物品等内容交接记录并签名;手术结束后,巡回护士对手术患者的神志、皮肤情况、导管情况、带回病区或监护室药物及其他物品等内容进行记录并签名。

2. 手术安全核查

记录的护理表单是《手术安全核查表》。手术室巡回护士与手术医生、麻醉医师应分别在麻醉实施前、手术划皮前和患者离开手术室前进行手术安全核查，核查步骤必须按照手术安全核查制度的内容和流程进行，每核对一项内容，并确保正确无误后，巡回护士依次在《手术安全核查表》相应核对内容前打钩表示核对通过。核对完毕无误后，三方在《手术安全核查表》上签名确认。巡回护士应负责督查手术团队成员正确执行手术安全核查制度和签名确认，不得提前填写《手术安全核查表》或提前签名。

3. 术中护理及患者情况

记录的护理表单是《手术室护理记录单》。护理记录内容主要包括手术体位放置、消毒液使用、电外科设备及负压吸引使用、手术标本管理、术前及术中用药、术中止血带使用和植入物管理等内容。

4. 物品清点情况

记录的护理表单是《器械、纱布、缝针等手术用品清点单》。手术室护士应记录手术中所使用的器械、纱布、缝针等手术用品名称和数目，确保所有物品不遗落在手术患者体腔或切口内。手术过程中如需增加用物，应及时清点并添加记录。手术结束，巡回护士与洗手护士应确认物品清点情况后，签名确认。

（三）手术室护理文书的书写要求

根据《病历书写基本规范》，填写手术护理记录单时，应符合以下的要求：①使用蓝黑墨水或碳素墨水填写各种记录单，要求各栏目齐全、卷面整洁，符合要求，并使用中文和医学术语，时间应具体到分钟，采用 24 小时制计时。②书写应当文字工整、字迹清晰、表述准确、语句通顺、标点正确；出现错字时用双划线在错字上，不得采用刮、粘、涂等方法掩盖或去除原来的字迹。③内容应客观、真实、准确、及时、完整，重点突出，简明扼要，并由注册护理人员签名；实习医务人员、试用期医务人员书写的病历应当经过本医疗机构合法执业的医务人员审阅、修改并签名。④护士长、高年资护士有审查修改下级护士书写的护理文件的责任。修改时，应当使用同色笔，必须注明修改日期、签名，并保持原记录清楚、可辨。⑤抢救患者必须在抢救结束后 6 小时内据实补记，并加以注明。

七、手术标本处理

（一）标本处理流程

1. 病理标本

由手术医生在术中取下标本交给洗手护士，由洗手护士交予巡回护士；巡回护士将标本放入容器，并贴上标签，写明标本名称；术后与医生核对后，加入标本固定液，登记签名，交给专职人员送病理科，并由接受方核对签收。

2. 术中冰冻标本

由手术医生在术中取下标本，交给洗手护士，由洗手护士交给巡回护士；巡回护士将标本放入容器，并贴上标签，写明标本名称，立即与手术医生核对，无误后登记签名，交给专职人员送病理科，并由接受方核对签收；病理科完成检查后电话通知手术室护士，同时传真书面报告；巡回护士接到检查结果后立即通知手术医生。

（二）注意事项

（1）术中取下的标本应及时交予巡回护士，装入标本容器，及时贴上标签，分类放置。

（2）术中标本应集中放置在既醒目又不易触及的地方妥善保管；传送的容器应密闭，以确保标本不易打翻。

（3）术后手术医师与巡回护士共同核对，确认无误后加入标本固定液，登记签名后将标本置于标本室的指定处。

（4）专职工勤人员清点标本总数，准确无误后送病理室，病理室核对无误后签收。

第八节　手术后处置

一、保温、转运和交接患者

（一）手术患者离开手术室的保温与转运

1. 转运前准备

确认患者生命体征平稳，适合转运；各管路的通畅和妥善固定；麻醉医师、手术医生、护士以及工勤人员准备妥善；确认转运车处于功能状态。

2. 转运中护理

在搬运患者时，应确认转运床位处于固定状态。在转运中，应注意以下几个问题。

（1）手术患者的保温：麻醉削弱中枢体温调节功能，在全麻药物或区域阻滞麻醉下，肌肉震颤受抑制，不能产生热量。同时，血管收缩反应由于挥发性麻醉剂的舒张血管作用而减弱，致使体热丢失，导致低体温。同时周围环境温度，尤其是冬天，可能会加剧这种低温状态。

（2）手术患者的呼吸：麻醉医师陪同转运，注意观察呼吸的频率和深度，必要时携带监护仪器。转运过程中注意氧气供给，并保证手术患者转运过程中头部位置在没有特殊禁忌下偏向一侧。若置有气道导管的手术患者，确保气囊充盈，防止麻醉后反应以及搬运引起的恶心呕吐，造成误吸。

（3）手术患者的意识改变：评估患者的意识，如出现苏醒恢复期的躁动，可以遵医嘱适当使用镇静药物；如患者意识清醒但不能配合各项治疗措施，可以遵医嘱给予保护性约束，但要注意观察使用约束带处皮肤的情况；同时做好各类导管的固定，并尽量固定在患者不能接触的范围内；正确使用固定床栏。

（二）麻醉复苏室中手术患者的交接

麻醉复苏室亦称麻醉后监测治疗室（post-anesthetic care unit，

PACU)，用于为所有麻醉和镇静患者的苏醒提供密切的监测和良好的处理。人员配备包括麻醉医生和护士，物品配备除了常规处理装置（氧气、吸引装置、监测系统等）外，还需要高级生命支持设备（呼吸机、压力换能器、输液泵、心肺复苏抢救车等）以及各种药物（血管活性药、呼吸兴奋药、各种麻醉药和肌松药的拮抗药、抗心律失常药、强心药等）。PACU 应有层流系统，环境安静、清洁、光线充足，温度保持在 20～25 ℃，湿度为 50%～60%。复苏室的床位数与手术台数的比有医院采用约为1：(1.5～2)；护士与一般复苏患者之比约为 1：3，高危患者为1：1。复苏室应紧邻手术室或手术室管辖区域，以便麻醉医师了解病情、处理患者，或患者出现紧急情况时能及时送回手术室进一步处理。手术结束后，患者需要转入 PACU，手术巡回护士应当先电话与 PACU 护士联系，告知患者到达的时间和所需准备的设备。当手术患者进入 PACU 后，手术医生、麻醉医师和手术护士应分别与 PACU 医师和护士进行交接班。

1. 手术室护士交接的内容

手术患者姓名，性别，年龄，术前术后的诊断，手术方式，术后是否有引流管，引流管是否通畅，手术过程中是否存在植入物放置，手术中的体位和患者皮肤受压的情况等。

2. 麻醉医师应交接的内容

麻醉方式，麻醉药的剂量，术前术中抗生素的使用，出入量，引流量等。

3. 手术医师应交接的内容

术后立即执行的医嘱与特别体位，伤口处理情况等。

二、麻醉复苏患者的评估

当手术患者进入 PACU 后应立即吸氧或辅助呼吸，以对抗可能发生的通气不足、弥散性低氧和低氧性通气驱动降低，并同时监测和记录生命体征。麻醉医师应向 PACU 工作人员提供完整的记录单，并等到 PACU 工作人员完全接管患者后才能离开。

（一）基本评估

1. 手术患者一般资料

姓名、性别、诊断、母语和生理缺陷（如聋、盲）。

2. 手术

包括手术方式、手术者和手术可能的并发症。

3. 麻醉

包括麻醉方法、麻醉药、剂量、药物拮抗、并发症、估计意识恢复的时间或者区域麻醉恢复的时间。

4. 相关病史

包括术前和术中的特殊治疗、当前维持治疗药物，药物过敏史、过去疾病和住院史。

5. 生命体征及其他

包括基本的生命体征，以及液体的平衡（输液量和种类、尿量和失血量）、电解质和酸碱平衡情况等。

（二）监测内容

手术患者进入 PACU 后，应常规每隔至少 5 分钟监测一次生命体征，包括血压、脉搏、呼吸频率等，持续 15 分钟或至患者情况稳定；此后每隔 15 分钟监测一次。全身麻醉的患者应持续监测 ECG 和脉搏氧饱和度直至患者意识恢复，监测尿量及尿液的性状、水电解质平衡情况等。还应监测患者体温情况，及时保暖，有助于患者尽快复苏。

对于神经系统和意识的监测是麻醉复苏室的特殊监测项目，可应用神经刺激器监测肌肉功能的逆转情况；以及采用新一代的麻醉深度监测仪（双频谱指数-BIS），直接测定麻醉药和镇静药对脑部的影响，该仪器可提供一个从 0（无脑皮层活动）到 100（患者完全清醒）的可读指数，能客观地描述镇静、意识丧失和恢复的程度，对术后患者意识水平恢复的评估有参考价值。

除了以上标准监测内容，对于一些血流动力学不稳定、需要用血管活性药和采取血样的患者，应置动脉导管进行有创监测血压，必要时使用中心静脉和肺动脉导管监测 CVP 和 PCWP。如果需要加强监测和处理，应送至 ICU 继续治疗。

三、麻醉后并发症的护理

手术麻醉结束后，大多数患者都会在麻醉复苏室经历一个相对平稳的麻醉苏醒期，但术后突发的且危及生命的并发症随时可能发生，尤其在术后 24 小时内。其中循环系统和呼吸系统的并发症是麻醉后最为常见的。如手术后患者能得到适当的观察和监测，可以有效预防大多数手术后患者的死亡。

（一）循环系统并发症

在术后早期，低血压、心肌缺血、心律失常是最常见的并发症。

1. 低血压

手术后进行性出血、补液量不足、渗透性多尿、液体在体内转移而造成患者低血容量是出现麻醉后低血压最为常见的原因，其他还包括静脉回流受阻、心功能不全引起的心排血量下降、椎管内麻醉以及残留的麻醉药物等都可导致低血压的发生。临床处理及护理措施包括准确评估患者术中及术后出血情况，监测出入量，积极采用对症治疗措施，给予吸氧，如患者需使用血管收缩药物，应严密监测血流动力学改变。

2. 高血压

指患者术后血压比手术前高 20%～30%。手术前原有高血压又未经系统药物治疗的患者，其术后发生高血压的概率大大增加。其他如颈内动脉手术、胸腔内手术、疼痛、血管收缩药物使用等诱因都可以导致高血压的发生。临床处理及护理措施包括止痛，给予吸氧，给予抗高血压药物，必要时可给予血管扩张剂。

3. 心肌缺血及心律失常

常见诱因包括低氧血症、电解质或酸碱失衡、交感神经兴奋、术中及术后低体温、特殊药物使用（一些麻醉药如阿片类药物和抗胆碱酯酶药）和恶性高热等，而术前原有循环系统疾病的患者，更容易在术后诱发心肌缺血或心律失常。对于患者出现的循环系统并发症，一定要在手术后密切观察病情，记录生命体征变化，按病因进行诊断和处理。

（二）呼吸系统并发症

呼吸系统并发症在 PACU 患者中的发生率为 2.2%，主要包括低氧血症、通气不足、上呼吸道梗阻、喉痉挛和误吸等。

1. 低氧血症

术后常见的低氧原因包括肺不张、肺水肿、肺栓塞、误吸、支气管痉挛及低通气。临床表现为呼吸困难、发绀、意识障碍、躁动、迟钝、心动过速、高血压和心律失常。

2. 通气不足

由于肌肉松弛剂的残余作用或麻醉性镇痛剂的使用、伤口疼痛、胸腹部手术的术后加压包扎、术前存在的呼吸系统疾病以及气胸都是术后导致通气不足的原因。

3. 上呼吸道梗阻

原因包括舌后坠、喉痉挛、气道水肿、手术切口血肿、声带麻痹。临床表现为打鼾、吸气困难，可看见胸骨上、肋间由于肌肉收缩而凹陷，患者通常呈深睡状态，血氧饱和度明显降低。

术后出现上述并发症时，都应首先给予面罩吸氧，人工辅助通气，必要时可置入喉罩或重新气管内插管，根据病因对症处理。

（三）神经系统并发症

主要包括苏醒延迟、谵妄、神经系统损伤、外周神经损伤。苏醒延迟最常见的原因是麻醉或镇静的残余作用；谵妄可发生于任何患者，更常见于老年患者，围术期应用的许多药物都可诱发谵妄。颅内手术、颈动脉内膜切除术和多发性外伤可能导致神经系统的损伤；而外周神经的损伤多和手术直接损伤和术中体位安置不当有关；最常见的损伤位置是腓外侧神经、肘部（尺神经）、腕部（正中神经和尺神经）、臂内侧（桡神经）、腋窝（臂丛）。因此，手术中应仔细操作，避免误伤；同时维持患者合理正确的体位并加强巡查。

（四）疼痛

手术本身是一种组织损伤，术后疼痛会引起机体一系列的复杂的生理、病理的反应。患者表现为不愉快的感觉和情绪体验。临床常用的方法有 BCS（Bruggrmann Comfort Scale）舒适评分。具体方法为：0 分为持续疼痛；1 分为安静时无痛，深呼吸或咳嗽时疼痛严重；2 分为平卧安静时无痛，深呼吸或咳嗽时轻微疼痛；3 分为深呼吸时亦无痛；4 分为咳嗽时亦无痛。

阿片类药物是术后止痛的主要方法；目前临床应用范围较广的自控镇痛（patient controlled analgesia，PCA）得到了患者的满意和认可。PCA 是一种由手术患者自己调节的镇痛泵，当手术患者意识到疼痛时，通过控制器将镇痛药注入体内，从而达到止痛的目的。PCA 事先由医护人员根据手术患者的疼痛程度和身体状况，对镇痛泵进行编程，预先设置镇痛药物和剂量，实现个性化给药。PCA 也是一种安全的术后疼痛治疗手段，通过医护人员设定最小给药时间间隔和单位时间内药物最大剂量，可以避免用药过量。

其他镇痛方法如非甾体类药物的使用、区域神经阻滞、局部镇痛以及非药物性的干扰措施。具体包括：舒适的体位、冷热刺激、按摩、经皮神经电刺激、放松技术、想象等，但非药物治疗只能作为药物治疗的辅助，而不能替代药物有效镇痛。

（五）肾脏并发症

由于局麻药或阿片类药物的干扰，可导致括约肌松弛、尿潴留。常见的并发症有少尿、多尿致电解质紊乱。术后处理的方法为保证导尿管通畅；正确测量和记录尿量，至少每小时记录一次，为医师提供参考；监测电解质变化，及时纠正电解质的紊乱。

（六）术后恶心呕吐

手术后恶心呕吐的发生率在 $14\% \sim 82\%$，小儿的发生率是成人的两倍，女性比男性发生率高，肥胖比消瘦发生率高。恶心和呕吐主要由手术和麻醉本身引起，一些药物如麻醉性镇痛药、氯胺酮等也被认为可增加术后恶心呕吐的发生。临床处理方法为，评估恶心呕吐的原因，对症处理；防止呕吐物吸入而引起吸入性肺炎。对易出现术后恶心呕吐的患者，要进行预防性处理，如在术前或术中使用抗呕吐药。

（七）体温变化

在麻醉状态下体温调节中枢受到麻醉药物的干扰，当环境温度降低时，核心温度（指内脏温度、直肠温度或食管温度）可降低 6 ℃或更低，小儿尤其如此。低温会导致心肌抑制、心律失常、心肌缺血、心排量降低，使组织供氧不足。低温重在预防，和护理工作息息相关。临床处理方法为，术中适当升高环境温度，暴露的手术部位应该用棉垫加以覆盖；使用加热毯，静脉输液使用温热仪。术后患者应常规测量体温，必要时采取保温复温措施。术后高温则与感染、输液反应、恶性高热有关，可使用药物和降温毯进行对症处理。

四、医疗废弃物的处置

（一）手术室医疗废弃物的分类

1. 医疗废弃物的概念

指医疗卫生机构在医疗、预防、保健以及其他相关活动中产生的具有直接或者间接感染性、毒性以及其他危害性的废物。

2. 医疗废弃物的分类

医疗废弃物可以分为感染性废物、病理性废物、损伤性废物、药物性废物和化学性废物，共五类。

（二）医疗废弃物管理的基本原则

在 2003 年 6 月 4 日国务院总理温家宝亲自签署了《医疗废弃物管理条例》，从 2003 年 6 月 16 日起执行。基本原则：为了维护人的健康和安全，保护环境和自然资源对医疗废弃物管理实行全程控制。

（三）医疗废弃物收集包装袋及锐器容器警示标识和警示说明

按 2003 年 10 月 15 日开始施行的卫生部第 36 号令《医疗卫生机构医疗废物管理办法》，医疗废物应放于专用的黄色医疗废弃物包装袋（以下简称包装袋）及锐器容器内，其外包装上应有明显的警示标识和警示说明（图 6-30）。

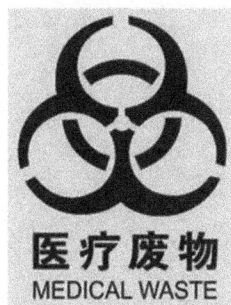

医疗废物
MEDICAL WASTE

图 6-30　警示标识图

（四）手术室医疗废弃物处理的安全管理措施

手术室是医疗废弃物处置的特殊场所，必须做好以下几个方面的工作。

（1）不得将医疗废弃物混入生活垃圾中；应根据《医疗废物分类目录》五类要求，对医疗废弃物实施分类收集。

（2）医疗废物收集后，应当放置于有明显警示标识和警示说明的黄色袋内，损伤性废弃物放入专用锐器容器内；放入专用黄色袋内或者锐气容器内的废弃物不得取出；病理性废弃物由专职人员送医院规定的地方焚烧。

（3）盛装医疗废弃物的包装袋及专用锐器容器应密闭，无破损、渗漏及其他缺陷；盛装的废弃物不得超过整个容积的 3/4；使用后贴上标签，注明医疗废弃物产生的科室、日期、类别及特殊说明。专人定时回收，注意在手术室存放时间不得超过 24 小时。

（4）特殊感染（如气性坏疽、朊毒体、突发原因不明的传染性疾病）患者产生的医疗废弃物应使用双层包装袋并及时封口，尽量缩短在科室内存放时间。

（5）废弃物运输车及存放场所应按照规定用 2000 mg/L 含氯消毒剂擦拭、喷洒消毒。

（五）一次性物品的使用和管理

一次性物品可以分为一次性使用卫生用品、一次性使用医疗用品、一次性医疗器械共三类。本节涉及的一次性物品指的是一次性使用医疗用品和一次性器械。一次性物品处置的原则为，先毁形，再处理。所有使用后的一次性使用医疗用品及一次性医疗器械视为感染性废弃物，必须应先毁形，后按手术室医疗废弃物处理的安全管理措施处置。

五、术后手术环境的处理

（一）各类物品的处理

洗手护士收回手术台上各类物品，初步整理后，放在包布内或密闭容器内。其中污染的布类敷料放入污敷料车内，送洗衣房消毒处理后清洗；一次性辅料装入黄色垃圾袋作医疗垃圾处理，封口扎紧，并在外包装作明显标记；金属手术器械密封后，送消毒供应中心清洗灭菌；术中切取下的病理标本，按照病理标本处理原则和流程处理。

（二）环境的处理

用 500 mg/L 的有效氯消毒液擦拭手术室物品表面，如有血渍污渍的地方用 2000 mg/L 的有效氯消毒液擦拭；更换吸引装置、污物桶、并用 2000 mg/L 的有效氯消毒液擦拭地面；及时更换手术床面敷料，为接台手术做准备；整理室内一切物品，物归原处；开启手术室层流或空气洁净设备，关闭手术室，以达到空气自净目的，并为下一台手术做好准备。

第一节　手术室安全管理的重要性

护理安全是指在实施护理的全过程中，患者不发生法律和法定的规章制度允许范围外的心理、机体结构或功能上的损害、障碍、缺陷或死亡。"医学之父"希波克拉底曾经说过："无损于患者为先。表明确保患者安全是医疗护理工作的基本要求。护士是与患者接触最多的群体，安全的护理行为直接关系到患者的利益，也关系到医疗卫生系统的社会效益和经济效益。手术室是医院对患者实施手术治疗、检查、诊断，并担负抢救工作的重要场所，手术室护理与患者的生命息息相关，任何疏忽大意都可能酿成严重的后果而带来终生的遗憾。手术室护理工作涉及面广，工作节奏快，病情复杂，意外情况发生率较高，因此，手术室护理安全问题尤为重要。

一、手术室护理安全概述

（一）护理安全现状分析

护理服务是双刃剑，既可以促进健康，也可能因为某些失误造成伤害。据世界卫生组织（WHO）2007 年报道：在发达国家每 10 名患者中即有 1 名患者在接受治疗时受到伤害，而发展中国家患者住院感染的发生率比发达国家要高出 20 倍。据美国医学研究所（IOM）2000 年发布的《人类的错误：构建一个安全的卫生保健系统》报告，美国每年有 44000～98600 人死于医疗护理事故。在我国护理安全监管系统尚不完善，各医院护士对护理安全的认识和执行能力差异很大。随着社会的发展，人们的健康意识和自我保护意识不断增强，对护理工作的安全性要求也更加严格。如何加强手术室护理安全，避免医源性安全事故的发生，让手术患者得到适当、及时、安全的护理，维持和重建健康成为护理工作者亟待解决的重要课题。

（二）手术室护理安全存在的隐患

1. 手术护理工作记录不完整

手术室手术急救，执行口头医嘱，手术抢救过程因时间紧张而导致手术室护士护理记录不完整缺乏必要的、合理的、安全性资料。患者有权复印或复制护理文书，因此，护理文书漏记、错记或记录不及时、涂改及保存不善、内容不真实等，都为护理纠纷埋下隐患。

2. 执行操作规程不认真

规章制度、工作流程、操作规则是手术室护理工作的指南，是手术室护理工作安全的保证，手术室护士若不遵守工作制度，不严格执行查对制度就很有可能发生差错事故。

3. 缺乏良好的职业素养

手术室护理工作节奏快，护士长期超负荷工作，精神高度紧张，身心疲惫，可能出现言语、护理行为的不当或过失、疏忽大意，给患者带来不安全、不信任感而造成不良后果。

4. 护理专业技术水平与医疗手术新技术、新业务及发展趋势之间的差距

随着医学技术的提高，新手术不断开展，大量精密仪器设备和技术的应用，使医学技术水平和医疗质量进入了一个新的高度。手术室护士缺乏业务知识、操作不熟练、不重视业务学习和技术培训，将导致操作失误或错误，使手术配合工作与手术发展形成了较大的差距，容易发生护理缺陷和事故。

5. 人员安排与手术排班之间不协调

目前三级甲等医院，择期、日间及急诊手术多，手术护理人

员不足，能力不够，人员安排不合理，工作中极易出现安全隐患。

6. 护患沟通中的问题

患者的生命健康权，受法律保护，在手术室护理工作中，手术患者的每一个细微反应，都可能是病情变化的反应，工作人员每一句话都会给手术患者造成重要影响。缺乏护患间的有效沟通，手术室护士忙于术前的准备工作，无暇顾及患者的情绪与心理活动，加上仪器发出的噪声，即使声音很小，对于高度紧张的手术患者也是不良刺激，引起患者反感和不满。

7. 接送手术患者错误和护送不当

由于手术患者术前紧张、睡眠欠佳及应用镇静剂不能正确回答问题，易发生接错手术患者或者接错手术间。

8. 体位摆放不当

体位摆放不当可导致压疮发生，约束过紧或两上肢过度外展可造成局部神经损伤，发生肢体麻痹，衬垫不当可影响患者的呼吸功能。

9. 管理措施不力规章制度不健全

管理机制不完善，管理者要求不严，对护理工作各个不安全的环节缺乏预见性和洞察力等，都是手术室护理安全的隐患。

二、手术室安全管理

（一）护理安全管理定义

护理安全管理是指为保证患者的身心健康，对各种不安全因素进行科学、及时、有效的控制。安全管理是保障患者安全的必备条件，是减少各种缺陷、提高护理水平的关键环节，是控制或消灭不安全因素，避免发生医疗纠纷和事故的客观需要。

（二）安全管理机构

多数发达国家设有护理安全专职机构，全面负责安全管理。如英国建立了患者安全质量管理系统，成立了名为"全国患者安全代理处"的组织。澳大利亚成立了"医疗安全与质量委员会"，其任务是监督医院和医护人员，旨在将事关患者生命安全的意外事件发生率降到最低点。美国患者安全管理机构包括了医疗管理立法联合委员会（JCAHO）、国家质量论坛（NQF）、美国健康照护风险管理协会（ASHRM）等，其机构较完善且分工明确。另外美国退役军人卫生管理局（VA）专门成立了国家患者安全中心（NCPS），主要负责美国退役军人医院的安全管理事务。此外，WHO 于 2004 年 10 月成立了"世界患者安全联盟"，该联盟从督促医护人员做好洗手工作入手，致力于改进患者的安全状况，取得良好的效果。

目前，我国护理安全管理多数由医院护理部和各科护士长监督管理，缺乏专职机构。有研究提出建立以护理部、科室护士长、科室安全员组成的三级护理安全管理监控网络体系。也有建议在护理安全管理工作中广泛推广委员会制，委员会制能充分体现护理管理的民主性、科学性，让护理管理更具客观性、公正性、主动性、实践性，充分调动了广大护士的工作积极性。有的学者建议各医院建立护理安全委员会，领导机构由护理部人员组成，实施机构由各科护士长组成，执行机构由各科室部分护士直接参与。

（三）手术室安全管理对策

1. 强化安全防范意识

定期开展安全知识讲座，学习有关安全管理和工作制度，让护理人员了解安全管理规定，严格执行操作规程，以增强做好安全工作的自觉性。

2. 建立手术室的各项消毒隔离制度

明确划分限制区与非限制区，明确区分无菌区、有菌区，且标识明显，控制参观人员，防止交叉感染。

3. 制订风险管理制度

提高护士的风险防范意识和能力。规章制度是预防和判定差错事故的法律依据，是正常医疗活动的安全保障。根据手术室工作中常见的安全隐患制订出相应的制度，加强手术室工作人员的护理安全教育，强化安全意识，加强医疗护理技术管理，健全规章制度；强化责任，规范操作规程；增强护理人员的法律意识，把以患者为中心的整体护理模式贯穿于护理操作实践中，确保诊疗的安全性；强化服务意识，更新服务观念，加强工作责任心，使护理人员牢固树立"一切为了患者，为了患者的一切"的服务理念，也是杜绝差错事故的重要内容。

4. 定期分析护理质量

手术室护理要建立护理质量管理小组，定期开展护理质量分析讲评会，查找工作中的安全隐患，对容易发生护理缺陷与差错的工作环节进行分析讨论，提出整改措施，手术室护士一定要了解手术记录的意义，认真做好术中护理记录，保证患者手术安全，同时保护自我，明白完整的手术记录是患者术中病情及护理的真实记录，是重要的法律依据。

5. 改善服务态度，规范医疗行为

服务管理措施是实时控制和运行过程的管理，注重运行过程和现场控制，建立一个既可"治"又可"防"的质控系统，手术室护士应严格规范自身的行为和自身形象，行为应符合医疗规范要求。不断更新护理理念，建立以患者为中心的服务模式。主动为患者提供优质服务，工作中使用文明语言，对患者提出的问题耐心解答，避免过激的语言及行为，手术中坚守工作岗位，不谈与手术无关的事情。不对患者的病情窃窃私语，尊重患者人格，尽量满足患者的合理要求。

6. 实行专业分组、合理分配岗位

各专业组相对固定，使护理人员在熟悉了专科各种手术步骤的同时，也熟悉了本专业各位手术医师的手术习惯，使其能在业务能力上满足各专科手术的技术要求。及时了解本专科手术新技术、新业务的开展情况及发展趋势，掌握专科高精仪器设备的使用及维护方法，所有仪器设备上都配备操作流程及注意事项的卡片，并由专人保管，定期维护，避免因能力和岗位不配而导致的风险。

7. 人性化管理

发扬主人翁精神，科学运用人力资源，护理人员的调配和使用直接影响到护理质量，在工作安排上要做到新老搭配、强弱搭配，合理排班，制订相对弹性工作制，充分发挥各级护理人才的潜力和创造力，以保证护理安全。

8. 以医疗护理技术操作常规为准绳

医疗护理操作常规是医务人员进行日常工作的指南，是医疗工作中具有权威性的法典。一旦出现医疗纠纷，首先要看是否按常规操作。所以严格按常规操作是防范医疗风险，保护患者与自我的有力依据。具体包括：严格遵守无菌操作原则；保证手术室整洁、干净；严格查对清点制度，认真做好三查八对；强化洗手制度；加强对手术标本的管理；加强责任心，避免意外伤害。

要实现手术室护理安全的目标，需要广大护理工作者的不断努力，提高自身的素质，健全各项护理规章制度，营造"无伤害"的护理安全氛围，完善管理机构和体制，充分发挥患者的监督作用，同时开发出适合我国国情的安全事故上报、分析系统，提高手术护理水平，减少、避免医疗纠纷和事故的发生。

第二节　手术室安全管理制度

手术室安全管理制度是手术室护理工作的法规，是执行各项手术室护理工作的准则，同时也是评价手术室护理质量的依据。通过建立和执行手术室安全管理制度，使手术室安全管理有章可循，有量化标准，是实现手术室护理安全管理规范化、程序化和科学化的基础，是确保手术室护理安全的关键。

一、消毒隔离制度

（一）手术前感染预防

（1）严格区分限制区、半限制区、非限制区，不同区域的物品必须分别放置，不得混放。手术室入口及手术电梯入口处应设缓冲区，防止污染物逆行进入手术室。

（2）所有手术室人员必须按规范着装入手术室。

（3）严格按照外科学要求，进行手术区域皮肤消毒和铺无菌手术巾。

（4）严格遵循抗生素预防性应用原则，划皮前 0.5～1 小时内使用抗生素。

（5）按照手术室层流洁净度和伤口愈合等级，合理安排手术间和手术顺序。

（6）感染手术的手术通知单上必须标明菌种，特殊菌种应上报医院感染科。

（7）参与手术的成员，必须严格进行外科手消毒。

（8）患有上呼吸道感染、皮肤化脓性感染或其他传染病的医院工作人员应限制进入手术室工作或参观。

（二）手术中感染预防

（1）参与手术的人员必须严格遵守无菌操作制度。洗手护士熟练配合手术，协助有效缩短手术时间。

（2）手术间门尽量呈关闭状态，保证手术间环境安全。

（3）手术间内人员应减少走动，避免大声说话、交谈、打喷嚏等。

（4）参观人员严格遵循《手术室参观制度》。

（三）手术后感染预防

（1）严格执行《一次性医疗废弃物管理条例》，防止医疗废弃物外流。

（2）感染手术术后用物及环境处理，需严格遵循《感染手术的处理原则》。

（3）所有手术室人员必须按规范更换外出衣、鞋出手术室。

（四）手术室环境安全管理

（1）层流手术室室温维持在 20～25 ℃，湿度维持在 40％～60％。

（2）手术过程中避免血液、体液污染手术环境，一旦污染应立即局部清理消毒。

（3）手术室内环境保持整洁、无尘、无污染。每日手术开始前和手术结束后进行手术室内地面、墙体表面、仪器设施表面的湿式清洁与消毒。未经清洁和消毒的手术房间不得使用。

（4）空气层流式手术室内的空气净化设备，应按照保养程序及过滤器效能分级进行维护、清洗、检查和记录。

（5）手术间内净化系统应在手术前 30 分钟开启，其风速、压力、湿度等指标必须符合等级规范，并记录相应数据。

（6）连台手术手术间空气净化时间，从手术间清洁、消毒工作完成后计时。Ⅰ～Ⅱ级手术间净化时间不短于 20 分钟，Ⅲ～Ⅳ级手术间净化时间不短于 30 分钟。

（五）手术室物品安全管理

（1）一次性无菌物品管理。

（2）手术器械必须严格按规定进行清洗、包装、灭菌、运送和储存。

（3）严格按规定进行消毒灭菌监测。监测包括无菌物品和器械的微生物监测、压力蒸汽灭菌器的消毒灭菌效果监测、紫外线灯强度监测、含氯消毒剂及 2%戊二醛有效浓度的监测。

（4）每月监测手术室手术物品消毒灭菌质量及空气微生物培养。

（5）医院感染管理科每年随机监测手术物品消毒灭菌质量及空气微生物培养。

（六）手术室人员职业暴露安全防护

（1）择期手术患者常规检测传染病学指标。手术室护士通过术前访视获取检测结果。

（2）凡进行有可能被患者血液、体液喷溅到或滴到的手术或操作时，手术人员应事先做好标准预防。

（3）手术室人员一旦发生锐器损伤，应立即按锐器损伤后的处理流程进行紧急处理，并上报护士长。

（4）手术室人员应严格按照《一次性医疗废弃物管理条例》进行废弃物处理，避免发生锐器损伤。

（七）手术室人员安全知识培训

（1）所有人员必须经过消毒隔离培训合格后，方能进入手术室工作。

（2）手术室专人负责感染监控、评价、资料储存和信息上报工作。

（3）手术室人员随时关注医院感染科发布的相关文件修改，不定期接受在职安全知识培训。

二、查对制度

（一）手术顺序单查对

次日手术顺序单打印好后，必须由手术室护士长将其与原始手术通知单核对，重点查对患者的姓名、住院号、病区床号、手术名称和手术部位。

（二）访视查对

术前一日，巡回护士至病区进行次日手术患者术前访视，首先与病历查对，随后与患者以开放式问答形式进行核对。核对内容包括姓名、年龄、病区床号、手术名称和手术部位、过敏史，传染病史和既往史等。

（三）患者接送查对

（1）接送手术患者必须用担架车，注意安全、防止坠床。危重患者应由医师护送。

（2）接患者时，手术室工人与病房护士一起严格查对科别、床号、住院号、姓名、性别、年龄、手术名称以及体表标识等，并在手术患者查对记录单上签字。同时检查患者皮肤准备情况及术前医嘱执行情况，穿病员服、携带病历和 X 线片等。患者贵重物品如首饰、项链、手表等不得带入手术室。

（3）患者进手术室与接患者护士再次查对上述项目，戴手术帽后送到指定手术间，交巡回护士，并当面交清患者携带物品。

（4）术后手术医师、麻醉医师、巡回护士共同将患者送至苏醒室、ICU 或病房，详细交接相关注意事项及携带物品，做好相关记录后签字。

（四）手术患者核对

（1）接患者时，手术室工人与病房护士共同询问患者姓名，通过病历、腕带及手术患者查对记录单核对患者床号、姓名、性别、年龄、诊断、手术名称等，分别在手术患者查对记录单上签字。

（2）患者接到手术间后巡回护士再次查对患者的姓名、性别、诊断、手术名称、麻醉方法、术前用药、药物敏感试验结果、各种相关化验结果、手术部位及标识等，无误后做术前准备。

（3）手术医师、麻醉师、巡回护士分别在麻醉前、皮肤切开前及手术结束患者离开手术室之前按照手术安全核查表上的相关内容进行安全核查，无误后方可进行相关的操作。

（五）手术用物查对

手术用物术前一天由器械护士准备齐全，发放至各手术房间，并负责第一次查对。查对内容包括：用物名称、数量、有效期和完整性、外包装干燥程度及检测灭菌效果的化学指示带。手术室值班护士接班后，负责第二次查对。手术日，巡回护士在启用手术用物前进行第三次查对（特别是一些特殊手术用物在晨间交班时必须报告，确保手术顺利进行）。

（六）手术纱布、器械等术中用物的清点查对

严格遵守手术室用物的清点制度，防止异物遗留于患者体内。

（七）手术室贵重仪器查对

手术室贵重仪器应定时查对、定人保管、定点放置、及时反馈使用情况。每台仪器配备使用流程说明和使用登记本。每月总核查一次。

（八）手术收费查对

对各种手术收费，手术室护士应严格按物价局标准执行，每天由手术室护士长查对，防止乱收费及漏收费，做到规范合理收费。

三、手术安全核查制度

（1）各级各类手术操作均需按规定执行手术安全核对制度。

（2）手术患者均应佩戴身份识别腕带，以便确认核查。

（3）手术安全核查由手术医师或麻醉师主持，手术医师、麻醉师、手术室护士三方共同执行并逐项填写《手术安全核查表》。

（4）实施手术安全核查的内容及流程：①麻醉实施前：手术医师、麻醉师和手术室护士三方按照《手术安全核查表》依次核对患者身份（姓名、性别、年龄、住院号）、手术方式、知情同意情况、手术部位与标识、麻醉安全检查、皮肤是否完整、术野皮肤准备、静脉通道建立情况、过敏史、抗菌药物皮试结果、术前备血情况、假体、体内植入物、影像学资料等内容。②手术划皮前：手术医师、麻醉师和手术室护士三方核对患者身份（姓名、性别、年龄）、手术方式、手术部位与标识，并确认手术风险预警等内容。手术物品准备情况的核查由手术室护士执行并向手术医师和麻醉师报告。③患者离开手术室前：手术医师、麻醉师和手术室护士三方共同核查患者身份（姓名、性别、年龄）、实际手术方式、术中用药、输血的核查、确认手术用物清点、确认手术标本、检查皮肤完整性、确认导管及患者去向等内容。核对完毕无误后，三方在《手术安全核查表》上签名。④手术安全核查制度必须按照上述步骤依次进行，每一项核查无误后方可进行下一步操作，不得提前填写表格。⑤术中用药、输血的核查：手术医生的书面医嘱，巡回护士核查后执行；口头医嘱，巡回护士复述确认后执行，术后手术医生补填医嘱。术中输血由巡回护士与麻醉师于输血前进行核对，确认无误后执行输血医嘱。

（5）《手术安全核查表》应归入病史档案。

四、无菌物品管理制度

（1）未拆封整箱的一次性无菌物品应存放在指定位置，不得与非无菌物品存放一室。箱底必须离地 20～25 cm；离天花板

50 cm；离墙 5 cm，建立出入库登记本。

（2）从整箱中取出的一次性无菌物品，按品种及有效期先后放入无菌室各柜中。

（3）手术器械应经预清洗后，送往供应室进行严格的清洗、消毒、灭菌后方可使用，体内植入物灭菌后必须进行生物监测，合格后方可使用。

（4）无菌包必须有包外化学指示带和包内化学指示卡。

（5）快速消毒灭菌器只适合于须紧急灭菌使用的器械，不适合体内植入物的灭菌。

（6）每日由专人检查无菌物品的有效期及完整性，严禁过期物品或外包装破损物品用于无菌手术台。

（7）无菌物品的有效期由灭菌方式、储存环境及包装材料决定。

（8）手术物品首选高压蒸汽灭菌法。不经常使用的备用器械，可采用环氧乙烷灭菌，如需急用的不耐高温的物品，可经过氧化氢低温等离子灭菌。

五、手术患者接送制度

（1）手术前，手术室巡回护士与相应病房主班护士电话联系，核对准备入室手术患者的姓名、床号、术前准备是否完成。

（2）手术巡回护士凭借"接手术患者通知单"和"手术房号牌"，与工勤人员推患者推车至相应病房接手术患者。

（3）不得随意更改手术顺序或手术患者。

（4）手术巡回护士抵达病房后，出示"接手术患者通知单"，与病房责任护士至手术患者床前，核对手术患者基本信息，包括姓名、年龄、手术名称、手术部位等，并与病历、手术知情同意书、患者的身份识别腕带一同核对。

（5）手术巡回护士提醒患者更换清洁患者衣裤。确认饰品、手表、义齿等随身物品已脱除。检查全身皮肤和手术部位备皮情况，确认手术标识完成情况。

（6）手术巡回护士与病房责任护士共同核对患者带入手术室用物的名称及数量，包括术中用药、影像学资料、腹带等物品。

（7）核对交接完毕后，手术巡回护士与病房责任护士，共同在手术患者转运交接单上签字确认。

（8）手术巡回护士与工勤人员共同护送手术患者安全进入手术室，为患者戴手术帽，送入指定手术房间。手术巡回护士与工勤人员分别站于手术床两侧，将患者转运至手术床，平卧在手术床的中央，并给予安全固定带，必要时给予床边护栏保护。手术巡回护士再次与手术患者进行身份及手术部位等信息的核对。

（9）手术结束后，手术巡回护士检查患者全身皮肤情况。将需带回病房的用物（如药物、影像学资料）清点整理。术中输完血后的血袋须核对数目，带回病房，由各病房送回血库保留。

（10）普通手术且清醒的手术患者，由手术室巡回护士和麻醉师，手术室工勤人员，共同送回相应病房与病房护士交接；全麻手术患者，由手术室巡回护士和麻醉师、手术室工勤人员共同送入麻醉恢复室进行复苏，与恢复室护士交接；生命体征不稳定的手术患者，术后由手术室巡回护士、麻醉师、手术医生、手术室工勤人员，共同送入监护室，与监护室的护士交接。

（11）交接内容包括：皮肤、体温、出入量、特殊用药等，核对完毕后双方签字确认。

六、急诊手术患者入室制度

（一）病房急诊手术患者

（1）病房相关准备及术前准备完成后，医生将急诊手术通知单送至手术室。

（2）手术室接到手术通知单后，按照急诊手术患者病情的轻重缓急、手术切口分类合理安排手术顺序、手术间，调配工作人员。

（3）巡回护士在接急诊手术患者前，先开启手术房间内的恒温箱和空调。

（4）手术室巡回护士按照《手术患者接送制度》接急诊手术患者。

（5）神志不清、大出血、循环呼吸系统不稳定的危重急诊手术患者，必须由手术医生看护共同进入手术室。

（二）急诊室急诊手术患者

（1）事先必须电话通知手术室，说明手术名称及手术患者的一般生命体征，以利于手术室做好充分的抢救准备工作。

（2）急诊手术患者由急诊室工勤人员和急诊室护士护送至手术室，危重患者由手术医生共同看护。

（3）手术室巡回护士与工勤人员在手术室门口迎接手术患者，核对手术患者基本信息和手术名称、手术部位，清点带入手术室的用物，交接病情并记录，签字确认。

（4）协助更换手术患者手术衣裤，戴手术帽，去除随身携带物品后入手术室。

七、手术室标本管理制度

（1）术前根据手术准备适用的标本容器。

（2）术中取下的标本，由洗手护士及时交接给巡回护士。

（3）巡回护士填写标签（姓名、住院号、病区床号、标本名称），写完后向洗手护士、手术医生复述一遍，无误后将标签贴在标本容器上。洗手护士确认书写无误后，标本放入容器内妥善放置。

（4）术中临时冰冻标本，不可浸入10％的甲醛溶液中。巡回护士应及时通知专职人员送冰冻标本至病理科。并在送检冰冻标本簿上正确填写姓名、住院号、病区床号、标本名称，并与标本病理单核对签名。

（5）手术结束后，巡回护士与洗手护士、手术医生，依据标本病理单，正确核对标本名称和数量，并在病理单上签名。标本确认后由两人共同放入标本柜内并上锁。

（6）巡回护士将标本放入标本柜内后，在标本登记本上规范填写（姓名、住院号、病区床号、标本名称、手术医生、洗手护士、巡回护士）。

（7）手术医生将手术标本给家属看后，必须及时归还巡回护士。

（8）如因某种需要，手术医生须带走手术标本，必须在标本登记本上写明标本去向并签名。

（9）手术室值班护士接班后，正确核对当日手术标本登记本、病理单和标本。

八、手术室参观制度

（1）本院医师、进修医师、实习医师参观者必须在手术通知单上标明申请，外院参观者必须有医务部或院部批条，手续必须完善，门口管理人员发放参观牌，方可进入手术室参观。科主任与手术指导医师除外。

（2）参观者必须遵循手术室的各项规章制度。

（3）参观者必须更换手术室参观的衣裤、口罩、鞋帽、规范着装，保证口鼻、头发不外露，方可进入指定参观的手术间，不得任意出入其他手术间。

（4）参观者应遵守无菌原则，严格执行消毒隔离制度。参观者应于患者一切准备工作完毕后方可进入手术间。参观者应站在距离手术无菌区 30 cm 以外，切不可进入无菌区，以免影响手术者操作。一旦违反消毒隔离原则，经劝说无效者，手术室巡回护士有权拒绝其继续参观。

（5）参观结束离开手术间前，应将所有参观用物归还原处。

（6）患者家属一律谢绝参观手术。

（7）参观人员数量必须严格限制，每间手术间内参观者不得超过 3 人。急诊手术、感染手术谢绝参观。

九、一次性医疗废弃物管理制度

（1）一次性医疗废弃物使用之后必须毁形，防止重复使用和回流市场。

（2）非感染手术的一次性医疗废弃物管理术后统一处理，丢弃至标有"医疗废弃物"标识的黄色污物袋中，扎紧袋口。污物袋外层贴"手术室"标识。

（3）感染手术的一次性医疗废弃物管理必须丢弃至标有"感染性医疗废弃物"标识的双层黄色污物袋中，扎紧袋口。污物袋外层贴"手术室"标识。

（4）医务人员禁止私自将一次性医疗废弃物带出手术室。

（5）一次性放射性医疗废弃物管理应该放置于特殊铅制容器内，容器外悬挂放射性废弃物警示标识，并注明处理时间，送至专门部门的专用放射性废弃物储藏室储藏，直到放射程度衰减到无害为止。

（6）一次性医疗废弃物的运送监督：①监督受过专门训练的人员运送一次性医疗废弃物：运送过程中应使用防渗漏的专用运送工具，按照医院确定的内部医疗废弃物运送时间、路线，将医疗废物收集、运送至暂时贮存地点。②禁止在运送过程中丢弃医疗废弃物；禁止在非贮存地点倾倒、堆放医疗废物或者将医疗废物混入其他废物和生活垃圾。③手术室负责人员对医疗废弃物进行登记，记录至少保留 3 年。

（7）不得露天存放医疗废物；医疗废物暂时贮存的时间不得超过 2 天。

十、手术室差错事故登记分析制度

（一）差错事故登记报告

（1）手术室差错事故登记报告由护士长或安全员负责，备有差错事故登记本，安全员负责登记报告工作。

（2）发生一般差错由当事人及时登记，并向护士长汇报。发生严重差错事故，护士长核实后，立即向护理部做口头报告，不得隐瞒并做好登记。

（3）发生严重差错事故后，应积极采取有效措施，将差错事故造成对患者的损害降至最低限度。

（4）手术室护士长在发生差错事故的24小时内，召开全科护士会议，当事人必须将事故发生经过进行陈述，由安全员记录会议内容。

（5）通过全科护士讨论分析，护士长将差错事故经过、分析原因、整改措施记录于护理安全记录本，一式两份，一份留手术室，一份交予护理部。

（6）凡发生重大差错事故，科室按照护理部规定对当事人进行离岗培训，并通报手术室全体护士，强化安全教育，以使当事人吸取教训，防止类似差错事故再次发生。

（7）根据差错事故的性质、情节、当事护士态度，结合院方规定，做出严肃处理。

（8）见习或实习同学发生差错事故，带教老师负责。

（二）差错事故、意外事件处理流程

（1）当事护士认真填写事件经过，护士长核实。

（2）护士长核实后，将事件性质、事件经过、事件分析、整改措施等内容填写在差错事故登记表，并由当事人和护士长签名，手术室科护士长确认后交予护理部。

（3）手术室进行分组、分层进行深入原因剖析，完善整改措施，制订新的工作流程或修改原有流程。

（4）接受护理部对手术室制订的整改措施或流程进行评估。

（5）向全科护士通报事件处理结果。

（6）对护理差错、事故、意外事件报告制度的执行，列入专科组长及当事人的年度考核。

第三节　手术室安全防范措施

作为对患者实施手术治疗、诊断并担负抢救工作的重要场所，手术室应将保证手术患者的安全放在首位，因此在建立手术室安全管理制度的基础上，面对手术室护理工作中最易发生且后果严重的护理差错事故及护理缺陷，手术室还应建立具体的护理安全防范措施，进行有效安全管理。

一、防止开错手术部位

（一）实施术前访视，有效防止开错手术部位

术前访视不仅是手术室护士的职能和义务之一，更是手术团队防止开错手术部位所进行的第一次核对。一次正确、有效的术前访视应该包括以下内容：

1. 术前知情同意书及手术医嘱

正确核对术前知情同意书及手术医嘱，术前知情同意书和手术医嘱必须是填写完整、正确、字迹清晰并且附有相关责任人签字。

2. 诊断报告和影像学资料

正确核对诊断报告和影像学资料，诊断报告和影像学资料必须附有患者姓名、年龄、住院号等正确信息。影像学资料必须有可辨认左右的标识。

3. 与手术患者进行核对

开放式地询问患者姓名、年龄等基本信息，与身份识别腕带、病历核对；开放式地询问患者手术部位和手术方式，与病历核对。

4. 核对身份识别腕带

正确核对患者的身份识别腕带，身份识别腕带应该完整填写姓名、性别、年龄、病区、住院号、血型、药物过敏史。

5. 核对手术标识

手术标识应标记在手术操作部位或切口处或附近，除非有其他必需的治疗要求，非手术部位严禁进行相关手术标识。手术标识必须保持不褪色，在消毒和铺巾后标记仍清晰可见。

（二）手术患者入手术室后的核对

手术患者进入手术室后，巡回护士应开放性提问手术患者的姓名、年龄、手术部位、手术方式，药物过敏史等基本信息，与

身份识别腕带以及病历、术前知情同意书一同核对，并检查手术患者的手术标识是否完成。

（三）严格执行"Time-out"，防止开错手术部位

"Time-out"是防止开错手术的关键程序，手术团队中所有成员必须遵循和执行。手术医生、麻醉师、手术室护士及相关手术团队成员，应在麻醉实施前、手术划皮前和手术患者离开手术室前三次进行核对。在执行"Time-out"的过程中，核心的核对内容包括患者身份、手术部位、手术方式、术前知情同意书、手术体位等。核对过程中，所有人员必须暂停工作，用互动式的问答完成"Time-out"。执行"Time-out"过程中，如果任何成员对核对内容有任何疑问或任何成员的回答不一致时，均应立即暂停，手术团队共同解决疑问。同时手术团队应使用手术安全核查表，促进"Time-out"的有效进行，并进行记录。

二、防止异物遗留在体腔或切口内

（一）解读"两人四遍清点法"的概念

凡可能发生异物遗留在体腔或切口内的手术，手术室护士必须严格执行"两人四遍清点法"，防止异物遗留，杜绝对手术患者造成的伤害。

1. 两人

指的是巡回护士和洗手护士，当有些手术无须洗手护士时，则由巡回护士和手术医生共同完成清点。当手术过程中，洗手护士或巡回护士由另一人接替，不再负责该例手术时必须清点手术用物，进行有效交接。

2. 四遍

指的是手术开始前、关闭腔隙前、关闭腔隙后、缝合皮肤后。其中腔隙指常见的腹腔、盆腔、胸腔、后腹腔、椎管、颅内、肛门、阴道以及创面较大的切口。当存在两个或两个以上切口时，每个切口关闭前必须执行规范清点。

3. 清点

须满足基本三要素，即"视"，两名负责清点的人员必须清楚看到清点的物品、数量和总数。"读"，在清点过程中，洗手护士必须说出物品的名称、数量和总数，巡回护士清点记录后唱读，与洗手护士再次核对。"记录"，巡回护士必须将清点过的物品数清晰地记录于护理记录单，并且清点一项记录一项。该案例中，小李和小张严格执行了手术开始前、关闭胸腔前、关闭胸腔后以及缝合皮肤后四次进行手术物品清点。

（二）正确实施护理干预措施，防止异物遗留

1. 建立标准化手术物品包

每一个敷料包、器械包及零包内物品种类、数量恒定，并配有器械清点单。

2. 防止手术用纱布遗留体腔或切口内

（1）正确清点纱布：严格遵循"两人四遍清点法"制度。每一块纱布清点时必须完全展开，防止纱布叠加粘连夹带其他物品。清点手术用纱布时，应该按照顺序进行清点，遵循从大到小，从近到远原则。所有手术用纱布必须有显影条，一旦遗留在体内，能在 X 射线下显影。

（2）维持纱布完整性：手术室护士应确保所有手术用纱布都是完整的，术中禁止任何人员破坏纱布原始形状的行为。

（3）术中纱布添加处理：手术过程中若须添加额外的手术用纱布，须及时清点并记录。案例中，由于心脏科手术出血较多，巡回护士小张应准备充足的手术用纱布，以备随时添加，额外添加的纱布则应第一时间与洗手护士小李清点数量并记录。

（4）术后纱布处理：所有清点过的手术用纱布不得带出手术间。手术过程中清点过的手术用纱布术后不得用于伤口的包扎或其他用途。案例中，心脏搭桥手术往往剥取大隐静脉作为心脏的桥血管，剥取大隐静脉后腿上的伤口不得用术中清点过的纱布加压包扎。手术结束之后，所有的手术用纱布都应从手术房间内清除，防止与接台手术用纱布混淆，造成清点不清。

3. 防止手术器械遗留体腔或切口内

（1）正确清点器械：清点手术器械时，按照既定顺序进行清点。巡回护士必须将清点过的物品数清晰地记录于护理记录单，并且清点一项记录一项。一些有独立部件或有可活动部件的手术器械，必须分开清点部件的数量。该案例所提及的心脏外科器械里，吸引头、胸腔自动拉钩等都必须清点可活动的螺丝。

（2）术中器械添加处理：术中若添加额外的手术器械，须及时清点并记录。该案例中，除心脏外科常规器械外，搭桥器械零包中所有器械同样需要进行名称和数量的清点。

（3）术中器械掉落处理：术中发生清点过的器械掉落出无菌区域，巡回护士应及时找到，予洗手护士确认，放在手术间指定位置。

4. 防止缝针遗留在体腔或切口内

清点缝针的名称、数量、完整性。检查针尖和针尾，是否存在裂缝和断裂。清点带线缝针时，不得用针板板数或外包装数目来取代缝针清点，仔细规范清点每一枚缝针。术中洗手护士可以利用磁性吸针计数板妥善放置无菌区域内所有缝针，避免缝针散落在无菌区内。术中掉落的缝针，巡回护士应及时搜寻到，予洗手护士确认。放在手术房间指定位置。

5. 清点所有手术用品

原则上，凡可能发生异物遗留在体腔或切口内的手术，无菌区内的所有手术用物都应该进行清点。该案例中所提及，手术所用血管阻断夹、动脉刀片、冲洗针筒都应该进行清点并记录。此外刀片、各类皮管、血管牵引带、皮筋、纱绳、丝带、砂皮、棉球等手术常用小物品也必须清点并记录。

（三）正确填写手术用物清点单

如实记录清点物品的名称、数量、清点的结果、参与清点的人员姓名、手术医生姓名、植入物名称等信息。

（四）发生术中用物清点数量前后不符

及时将情况汇报手术主刀医生，启动紧急应对预案。如果手术患者情况允许，先暂停手术操作，随后洗手护士和手术医生共同在手术区域进行搜寻，包括体腔切口、无菌区以及视力可及范围。巡回护士在手术区域外围进行搜寻，包括地面、纱布桶、一次性物品丢弃桶、生活垃圾桶等。遗失的物品找到后，手术室护士和手术医生必须重新清点确认，数量正确后手术方能继续进行。如遗失的物品未能找到，巡回护士应汇报护士长，同时请放射科执行术中摄片显影，专业放射学医师读片，确认手术患者体腔切口内无异物遗留后，手术医生签名认可。并在手术清点单上记录手术团队所采取的应急措施及结果。手术结束后记录事件经过，根据相关制度规定上报有关部门。

（五）引起物品清点错误的高危情况

（1）急诊手术往往由于手术患者病情危急，导致手术室护士没有充足的时间进行术前清点，易造成术后清点错误。

（2）术中手术方式意外改变，如腹腔镜手术更改为开放性手术，阴式子宫切除更改为腹式子宫切除，非体外循环辅助手术更改为体外循环辅助手术等，导致清点手术物品的时间紧急。

（3）大型手术术中参与手术的人员交替进餐，手术人员频繁上下手术台。

（4）手术室护士在执行物品清点时，还同时执行其他的操作。

（5）术中添加的物品未及时记录等特殊情况都是引起物品清点错误的高危情况。

三、防止未经灭菌的器械上手术台

（一）正确实施各环节的有效灭菌监测

1. 清洗质量监测

器械护士进行器械包装前，应目测或借助带光源放大镜检查器械清洗质量，如发现器械上存在血渍、污渍、水垢或锈斑等残留物质，则判定清洗无效不能进行灭菌，防止清洗不彻底造成消毒灭菌的失败。

2．术前一日监测

器械护士发放次日手术器械、敷料包等高压蒸汽灭菌物品时，应仔细检查无菌包上灭菌有效期、器械追溯带以及无菌包外化学指示胶带变色情况，同时检查外层包装的完整、干燥、清洁。值班护士必须再次核对次日手术器械、敷料包等高压蒸汽灭菌物品，发现错误及时更正。

3．手术当日监测

手术当日巡回护士在启用无菌手术器械包和敷料包等高压蒸汽灭菌物品前，必须严格核对包上灭菌有效期及无菌包外化学指示胶带变色情况，同时检查外层包装的完整性，外层包装是否干燥和清洁。开启无菌手术器械包和敷料包等高压蒸汽灭菌物品后，必须检查包内化学指示卡的变色情况。

4．纸塑材料包装物品的监测

当遇到经环氧乙烷或过氧化氢等离子灭菌的纸塑材料包装物品时，除了检查外包装上的灭菌有效期和外包装完整性外，还应在上述相应环节对无菌包外化学指示胶带和包内化学指示卡进行监测，观察颜色变化，判定其是否达到灭菌合格要求。

（二）严格监控无菌物品储存有效期

当环境温度低于 24 ℃，相对湿度低于 70％，换气次数达到 4～10 次/小时，使用纺织品材料包装的无菌物品有效期宜为 14 天；未达到环境标准时，有效期宜为 7 天。使用一次性医用皱纹纸、医用无纺布包装的无菌物品，有效期宜为 6 个月；使用一次性纸塑袋包装的无菌物品，有效期宜为 6 个月；硬质容器包装的无菌物品，有效期宜为 6 个月；快速压力蒸汽灭菌后的器械，有效期为 4 小时；无菌包一经开封，有效期为 24 小时。生理盐水一经打开有效期为 2 小时。

（三）正确判断常用灭菌方法的化学监测结果

1．压力蒸汽灭菌

无菌包外的化学指示胶带白色斜条纹图案全部变成黑色或无菌包外纸塑袋上色块由蓝色变为黑色；包内爬行式化学指示卡由米白色变

为黑色且移动条移至标准线及线以上，判断已达到灭菌合格要求。

2. 环氧乙烷消毒灭菌

无菌包外纸塑袋上化学指示胶带由粉红色变为橘黄色；包内指示卡由红褐色变为绿色，判断已达到灭菌合格要求。

3. 过氧化氢等离子消毒灭菌

无菌包外纸塑袋上化学指示胶带由棕红色变为橘黄色；包内化学指示卡由玫瑰红色变为黄色，且黄色比下方的对比色块淡，判断已达到灭菌合格要求。

（四）规范使用快速压力蒸汽灭菌

快速压力蒸汽灭菌适用于手术过程中因不慎掉落地面的器械、被遗忘消毒灭菌的器械或意料之外所需要使用的器械紧急消毒灭菌。快速压力蒸汽灭菌，不能作为常规灭菌方法，也不应该作为节省时间或操作便捷的替代灭菌方法。

1. 快速压力蒸汽灭菌的规范操作

附有可拆卸部件的器械，清洗前必须将所有部件拆除。清洁是进行快速压力蒸汽灭菌的第一个关键步骤，如果器械清洗不彻底，快速压力蒸汽灭菌将无效。必须彻底去除器械上肉眼可见的血渍、污渍、锈迹、脂肪颗粒等其他物质。所有附有管腔的器械，清洗时必须使用高压水枪冲洗管腔。灭菌前必须再次仔细检查清洗质量。器械放入专用灭菌容器内，必须打开器械关节，均匀平铺于容器内的搁架上。

2. 快速压力蒸汽灭菌参数的正确选择

依据器械厂商提供的指南以及器械的种类，正确调节合适的灭菌时间、灭菌温度、干燥时间等。

3. 其他注意事项

（1）灭菌容器内物品载装量不得超过内容量的 90%，同时也不得小于内容量的 10%，残留空气过多影响灭菌效果。

（2）快速压力蒸汽灭菌后的器械在运输时注意避免污染。

（3）经快速压力蒸汽灭菌后的器械必须在 4 小时内使用。

（4）手术室植入物禁止使用快速压力蒸汽灭菌方式进行灭菌。

（五）有效规范手术室植入物的灭菌管理

植入物是指放置于外科操作造成的或生理存在的体腔中，留存时间为≥30 天的可植入型物品。美国食品和药物管理机构（FDA）鉴于更严格的公共卫生要求，认为留存时间≤30 天的物品也可认为是植入物，按照植入物进行全程管理。大部分植入物由生产厂商通过工业灭菌进行处理，如人工关节、心脏瓣膜等。但是有小部分植入物，主要为骨科的钢板、钢钉需手术室灭菌。植入物作为在手术后植入于体内的异物，不同于在操作中简单接触无菌组织的器械，需要严格规范的灭菌监测手段和体系。

1. 植入物的交接与清洗

手术供应室与器械厂商应共同保证植入物提前运送到使用医院，一般推荐手术前一天中午。每件植入物应附有物品的清单和简要描述，包括分拆、清洗、包装、灭菌的书面操作要求。供应室应严格按照厂商指导进行拆卸最小化、彻底清洗，并且严格进行清洗质量检测。

2. 植入物的包装

严格按照器械厂商的书面推荐和指导进行包装，常见的有普通包装、硬质容器包装。当遇到大型植入物时，应按说明分别拆卸，多层隔湿，进行多层包装。

3. 植入物的灭菌

植入物应首选压力蒸汽灭菌方法，且灭菌和干燥时间应由器械厂商提供。

4. 植入物的压力蒸汽灭菌效果监测及判定

进行压力蒸汽灭菌的植入物每批次必须进行生物监测，使用第五类化学指示剂和生物指示剂共同组成的综合性测试包的方法进行灭菌监测。第五类化学指示剂是一种专用于对各灭菌过程中规定范围内的所有参数起作用的指示剂，其设定值需达到灭活值。第五类化学指示剂结果得到是不需要培养的，灭菌循环结束后，打开综合测试包即可看到，这提供了紧急情况下植入物提前放行的快速通道，对于临床的使用和植入物管理都有决定性的作用。

（1）灭菌效果传统监测方法及判定：传统方法是在标准生物监测包经过一个灭菌周期后，在无菌条件下取出标准监测包的指示菌片，投入溴甲酚紫葡萄糖蛋白胨水培养基中，经 56 ℃±1 ℃培养7 天，观察培养结果。结果判定：阳性对照组培养阳性，阴性对照组培养阴性，试验组培养阴性，判定为灭菌合格；阳性对照组培养阳性，阴性对照组培养阴性，试验组培养阳性，判定为灭菌不合格；同时应进一步鉴定试验组阳性的细菌是否为指示菌或是污染所致。

（2）采用自动阅读器（Attest290/290G 自动阅读器）判定灭菌效果：Attest290G 自动阅读器通过专门荧光探测器检查特殊酶的活力，快速判断灭菌结果。当达到指定时间后，阅读器判定对照组生物指示剂为阳性，相应的消毒组生物指示剂为阴性时，判定为灭菌合格。

（3）Attest290G 自动阅读器操作过程：①首先将快速生物指示剂帽端下压，将其关闭。②在培养器中央指定挤碎孔中，将内含培养液的玻璃细颈瓶压碎。③捏住快速生物指示剂的盖子，在桌面轻敲瓶子底部，直到培养基润湿瓶子底部的菌片。勿在设备上轻敲瓶子。④打开盖子，将快速生物指示剂放入培养阅读器孔中。⑤关闭自动阅读器上的盖子，等待红色或绿色指示灯亮发出信号。

5. 植入物的提前放行

当遇到急诊手术时，先根据第 5 类化学指示剂结果作为提前放行的标志，同时快速生物监测 3～4 小时结果出来后立即告知手术医生。

6. 植入物灭菌及放行的记录

在进行常规操作时，应记录灭菌日期、植入物的简单描述、放行部门、灭菌时间、灭菌锅号、锅次、生物指示物培养的时间、生物指示物的培养结果、是否为提前放行、放行时间和放行人签名等。在进行提前放行时，除了上述的信息需要记录，还应记录患者的姓名、手术医师的姓名、手术时间、需要进行提前放行的原因等。

四、防止标本遗失

（一）熟悉临床常见须送检标本的手术及标本名称

手术室护士应加强专科知识学习，熟悉必须区分左右侧手术标本的手术。

（二）准备用于放置或送检标本的合适物品

1. 容器

放置或收集标本的容器必须是防渗漏、透明、可密封。手术室内应备有大小不一的容器，用于放置不同大小及类型的标本。案例中，由于需要放置颈部淋巴结，巡回护士应准备小型标本瓶。如果标本需无菌处理，则必须准备无菌的容器。

2. 标签

足够大小的标签便于巡回护士有效填写正确的手术患者与标本信息。

3. 病理申报单

若手术过程中须进行冰冻检验，巡回护士应于术前检查病理申报单是否已由手术医生填写完整。

4. 防腐剂或固定液

10％的甲醛溶液，置于通风情况良好的标本储藏室内。

（三）手术医生与洗手护士之间的标本交接

手术医生取下标本后，洗手护士及时用大小合适、未被污染的容器或纱布接取标本，动作应轻柔以维持标本的完整性，防止标本被压扁、撕裂或破裂。洗手护士与手术医生进行口头确认，核对标本的名称、标本部位以及须做何检测。

（四）洗手护士与巡回护士之间的标本交接

1. 及时告知

洗手护士接到标本后，立即告知巡回护士标本的名称、部位和检测方法。

2. 标签填写

巡回护士用遇水不褪色的圆珠笔完整填写标本标签，标签内容应该包括患者姓名、病室床号、住院号、标本部位、标本名称。巡回护士将完整填写的标签粘贴于适合的容器上。

3. 标本交接

标本交接前，洗手护士与巡回护士共同核对标本容器上的标签。确认标本部位和名称后，洗手护士用血管钳将所须送检的标本轻轻夹取，放入透明、贴有标签的容器内，巡回护士唱读手术患者的姓名、标本部位、标本名称和需做何检测。

（五）术中标本的冰冻送检

冰冻又称术中快速冰冻切片，指在手术过程中，手术医生采取患者局部少量组织送病理科，病理医师在低温条件下将组织快速冷却后制成切片通过显微镜观察病变组织，在短时间内（一般为30～40分钟）给手术医生提供病理学信息和诊断意见。巡回护士应将术中需做冰冻的标本放于无固定液、大小合适的标本存放容器内，粘贴完整的标签，检查病理申请单是否填写完整正确，并在冰冻标本登记本上记录签名。然后将手术标本、病理申请单和冰冻送检登记本交予标本运送专职人员，送至病理科，由病理科专业人员负责签收、检验。

（六）术后标本的管理

1. 标本核对

手术结束后，巡回护士与洗手护士、手术医生，依据手术医生填好的病理申请单，共同核对标本名称和数量，并在病理申请单上签名。所有从手术患者身上取下的组织必须送往病理科，除非有特殊的表单填写说明其是可以被丢弃的。

2. 标本放置

巡回护士及时向存放标本的容器内注入适量的10%的甲醛溶液，使标本全部浸没，加盖、封闭容器，两人共同核对后放入标本柜内并上锁，同时在标本送检登记本上做好登记。值班人员对标本柜内当日未送病理科的手术标本的信息和数量与病理申请单、标本送检登记本进行仔细核对。

五、防止用错药

（一）建立标准术前核对流程

患者入手术室后，巡回护士应至少使用两种身份识别标识对患者进行身份核对，如身份识别腕带、口头询问患者、床头卡。进行婴幼儿患者身份核对时，需核对并要与其家长核对出生日期。规范使用《手术安全核查表》，正确核对患者基本信息、过敏史、抗生素皮试结果等。

（二）有效获取与患者用药有关的各类关键信息

1. 过敏史

巡回护士在进行术前访视时应仔细查阅病历中有无过敏史记录，仔细检查病历、患者信息栏及床尾栏有无过敏史标识，检查患者身份识别手腕带上有无过敏史标识，开放性地询问患者及其家属过敏史。患者的过敏史应被所有手术团队成员所了解。案例中，巡回护士首先应仔细翻阅患者病历，查看有无过敏史，然后应询问患者，"某某患者，请问你有什么药物过敏吗？"，若患者回答没有，则应追问"你对头孢类抗生素和缩宫素有过敏吗？"，若患者回答没有，则可确认患者无特殊过敏史；若患者因宫缩痛无法回答，则巡回护士应寻找患者家属开放式地询问过敏史。

2. 体重

许多药物的使用剂量都是通过计算患者的体重得出，术前必须核查患者的体重是否测得正确。

3. 评估具有用药高风险的手术患者

包括老年人、婴幼儿以及孕妇，当遇到上述人群时，手术室护士应与手术医生仔细确认药物名称、剂量、浓度及用法，防止发生药物的不良反应和毒性反应。案例中，由于患者是孕妇，手术室护士必须要再次确认药物信息。

4. 药理学知识

手术室护士应掌握常用药物的使用禁忌证和相关药物的配伍禁忌。

（三）正确执行手术过程中的口头医嘱

手术过程中应尽量减少使用口头医嘱或电话医嘱。当必须使用口头医嘱时，巡回护士应正确、完整记录口头医嘱，并且将记录下的口头医嘱复述一遍，由手术医生确认后执行。术中巡回护士执行的口头医嘱应及时记录于护理记录单上，术毕立即督促手术医生及时补全医嘱。

（四）有效管理围手术期用药安全

1. 有效核对及摆放药物

术前巡回护士应仔细核对手术医嘱，确认带入手术室的药物名称及数量，确认无误后在《手术患者转运单》上签字。药物必须放置于手术房内的指定位置，外包装及读音相似的药物应安全分开放置。

2. 正确配制药物

手术用药应尽量做到现配现用，防止药物受污染或错误使用。在进行药物冲配前，巡回护士和洗手护士仔细核对医嘱，执行"三查七对"，正确无误后，进行药物冲配。进行冲配药物前，若发现药物标签脱落或字迹不清时严禁继续冲配该药物。冲配好的药物必须贴上标签，标签内容应包括患者姓名、床号、药名、剂量、浓度、用法和两人核对签名。

3. 术中用药核对

巡回护士先拆开无菌注射器外包装，让洗手护士拿取包装内的注射器。巡回护士将预先核对过的药瓶标签向上，与洗手护士共同核对药名、剂量、浓度、有效期，然后巡回护士打开药瓶，让洗手护士抽取药液，抽后两人再次核对空药瓶上的药物信息。如果手术台上没有洗手护士，则巡回护士应在传递药物的前后，分别将药瓶给手术医生查看，并与之共同核对药物的名称、剂量、浓度、用法、有效期。巡回护士一次只传递一种药物至无菌区域。当洗手护士将无菌药物传递给手术医生准备使用时，洗手护士必须再次口头与手术医生核对所用药物的名称、剂量、浓度、用法。

4. 术中用药标识

在有条件的情况下，传递药物至无菌区的装置如注射器以及无菌区内放置药物的容器、注射器等都应贴有无菌的药物信息标识，内容包括药名、剂量、浓度。

5. 术中药品交班

当巡回护士、洗手护士替换时，药品也必须进行详细交班。共同核对药物的名称、剂量、浓度、用法、有效期等。

6. 原始药瓶保存

药物的原始药瓶和传递药物至无菌区的装置都应保存到手术患者离开手术室，不得随意丢弃，以便一旦发生与药物有关的错误或患者发生药物不良反应时，手术团队能及时找寻原因进行分析。案例中，所使用的头孢替安和缩宫素的药瓶以及抽取药物的针筒都应保存至患者离开手术室。

六、防止电烧伤手术患者和手术人员

(一) 评估手术患者的皮肤状况

在使用电刀前后，手术室护士必须评估并记录手术患者的皮肤状况。及时发现患者皮肤的特殊状况，能够及时预防和及时发现围手术期电烧伤的发生。该手术患者的特殊皮肤状况包括体毛较浓密和存在瘢痕组织。

1. 评估术前皮肤特殊状况

评估术前皮肤特殊状况包括是否存在瘢痕组织、皮肤破损、体毛较多、湿疹、文身以及指状或蒂状等生长物。

2. 评估术后皮肤特殊状况

评估术后皮肤特殊状况包括是否存在烧伤、电烧伤、撕脱伤等现象。

(二) 术前检查电外科设备装置

接通电源，打开机器自检开关，机器通过自检方能使用。

(三) 正确放置电极板，避免电烧伤发生

1. 选择合适的电极板

手术室护士根据手术患者年龄选择不同尺寸大小的电极板，包括新生儿电极板、婴儿电极板、儿童电极板、成人电极板。该

手术患者为成人，体型无特殊，故可选用一次性的成人电极板。术前选用的一次性电极板不应发生过折叠或裁剪。

2. 电极板放置的合适、正确部位

电极板应紧贴手术患者干燥、清洁、肌肉丰富的部位，且靠近手术部位，通常选择的有大腿、臀部和小腿。该手术患者最合适放置电极板的位置应为近电刀主机一侧的大腿。

3. 当遇到下列特殊状况时，应避开放置电极板，选择身体其他部位放置

包括术前皮肤存在特殊状况、骨隆突处、可能产生压力点的部位、金属饰品含身体穿孔处、含金属植入物的身体部位、含有假体的身体部位、使用止血带的肢体。

4. 当遇到下列情况时，巡回护士应再次检查电极板放置情况

手术患者在最终体位放置完毕后，必须检查电极板；任何外力作用于电极板后，必须检查电极板；重新放置手术体位后，必须检查电极板。再次检查电极板时，检查内容应包括电极板的完整性、电极板是否依然和手术患者皮肤完全接触以及电极板和电刀车主机的连接情况。案例中的手术患者在放置好截石位，手术医生准备消毒前，巡回护士必须再次检查电极板是否与手术患者的大腿皮肤完全接触。

（四）正确实施护理干预措施，预防电烧伤发生

1. 术前访视

直肠手术术前必须确认已做好充分的肠道准备，因为人体内产生的气体也有助燃的危险，切忌使用甘露醇灌肠，以免爆炸。

2. 环境安全准备

勿在易燃气体（氢气、甲烷）、液体（乙醇擦拭后未干）或氧浓度高的环境中使用电刀，防止引起燃烧或爆炸而导致烧伤。

3. 手术患者身体部位的隔离保护

头发用帽子全部包裹，防止头发接触金属手术台及头架。肢体不能接触金属物如床沿、头架、截石位脚架、体位架、器械台、安全固定装置等。放置截石位完毕后，巡回护士必须检查该患者

的大腿侧面是否与截石位脚架相接触。确认患者身体各部位皮肤不要互相接触，可用手术无菌巾或棉垫隔开，防止因各部位电位不同而发生自我短路导致烧伤。

4. 维持手术全程术野干燥

手术开始前彻底擦干患者躯体，尤其是凹陷部位，如阴道、脐孔处的积液，因为其中可能含有助燃成分。围手术期术中保持手术床单干燥、手术无菌巾及布垫平整、干燥。术中对直肠、胃等空腔脏器进行消毒后，必须待其完全干燥才能再次使用电刀。当手术医生打开肠腔进行消毒时，洗手护士应避免其使用含消毒液成分过多的消毒棉球或纱布。

5. 正确进行电刀的基本操作

使用电刀前，必须检查电刀连接线和电刀头是否存在损坏（如绝缘层破损）。术中确认电刀连接线不存在扭曲、打结等异常情况。当术中不接触目标组织时，避免使用电刀，不应使电刀处于持续输出状态。术中暂时不用电刀时，应将其置于清洁、干燥、绝缘的保护套内。术中靠近电刀的纱布必须是浸湿的，电刀不应该用干燥的纱布进行清洁。及时使用湿纱布清洁电刀头上的有机物焦痂。

6. 正确调节电刀功率

手术过程中如出现电刀输出功率不够，无法正常工作时，应先检查电刀、电极连线、电极板等是否有问题，不可盲目加大功率。当选择电刀功率不能确定大小时，应由小到大逐渐调试。术中更换电刀头时，应先将电刀功率调至最小，待更换好电刀头后再调节功率至适当状态。案例中当手术医生要求更换长电刀头时，巡回护士应先将电刀的频率调至最小功率后，洗手护士拆下电刀头，装配长电刀头，随后巡回护士重新调节电刀功率至适合状态。

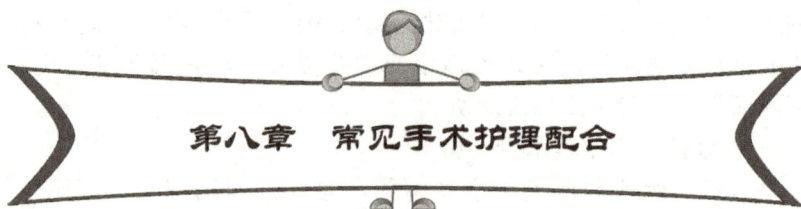

第八章 常见手术护理配合

第一节 普外科手术

普通外科是外科领域中历史最长、发展较全面的学科。该学科内容广泛，是外科其他各专业学科的基础；其范围较大，除了各个专业学科，如颅脑外科、骨科、整形外科，泌尿外科等之外，其余未能包括在专科范围内的内容均属于普通外科的范畴。普通外科手术以腹部外科为基础，还包括了甲状腺疾病、乳腺疾病，周围血管疾病等。在实际工作中，普通外科又可分出一些学科，如胃肠外科、肛肠外科、肝胆外科、胰腺外科、周围血管外科等。下面以几个经典的普通外科手术为例，介绍手术的护理配合。

一、急性肠梗阻手术的护理配合

小肠分为十二指肠、空肠和回肠三部分，十二指肠起自胃幽门，与空肠交接处为十二指肠悬韧带（Treitz 韧带）所固定。回肠末端连接盲肠，并具回盲瓣。空肠和回肠全部位于腹腔内，仅通过小肠系膜附着于腹后壁。肠梗阻是指肠内容物不能正常运行、顺利通过肠道，是外科常见急腹症之一常为物理性或功能性阻塞，发病部位主要为小肠。小肠梗阻是指小肠肠腔发生机械性阻塞或小肠正常生理位置发生不可逆变化，如肠套叠、肠嵌闭和肠扭转等。绝大多数机械性肠梗阻需作外科手术治疗，缺血性肠梗阻和绞窄性肠梗阻更需及时急诊手术处理。

（一）主要手术步骤及护理配合

1. 手术前准备

手术患者取仰卧位，行全身麻醉。切口周围皮肤消毒范围为：上至剑突、下至大腿上 1/3，两侧至腋中线。按照腹部正中切口手术铺巾法建立无菌区域。

2. 主要手术步骤

（1）经腹正中切口开腹：22 号大圆刀切开皮肤，电刀切开皮下组织、腹白线、腹膜，探查腹腔。

（2）分离：切开相应肠系膜，分离、切断肠系膜血管，传递血管钳 2 把钳夹血管，解剖剪剪断，慕丝线结扎或缝扎。

（3）分别切断肠管近远端：传递肠钳钳夹肠管，15 号小圆刀于两肠钳间切断，移除标本，传递碘伏棉球擦拭残端（图 8-1）。

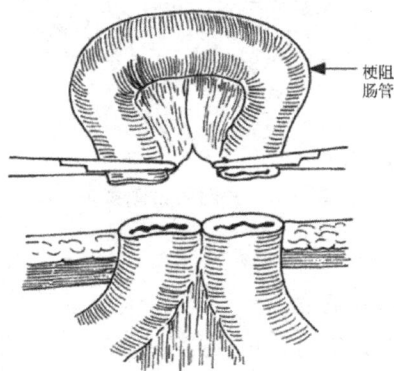

图 8-1　切断肠管

（4）行肠肠吻合：对拢肠两断端，传递圆针慕丝线连续缝合或传递管型吻合器吻合（图 8-2）。

（5）关闭肠系膜裂隙：传递圆针慕丝线或可吸收缝线间断缝合（图 8-3）。

（6）关闭腹腔：传递温生理盐水冲洗腹腔；放置引流管，三角针慕丝线固定；传递可吸收缝线或圆针慕丝线关腹。

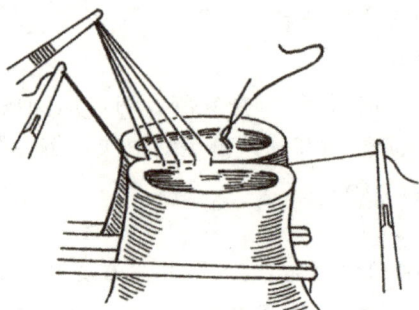

图 8-2　肠肠吻合

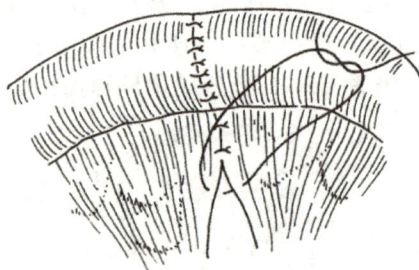

图 8-3　关闭肠系膜裂隙

（二）围手术期特殊情况及处理

1. 急诊手术，病情危急

手术室值班护士接到急诊手术通知单，立即安排手术间，联系相关病房做好术前准备，安排人员转运患者（病情危重的手术患者必须由手术医生陪同送至手术室）。

手术室护士按照手术要求，备齐手术器械及仪器等设备，如高频电刀、超声刀、负压吸引装置，检查仪器功能，并调试至备用状态。同时应预计可能出现的突发事件和可能需要的物品，以备不时之需。如这位患者为剖腹探查手术，除了肠道切除和吻合外，可能存在肠道破裂、腹腔污染的可能，因此必须备齐大量冲洗液体。

同时应通知手术医生及麻醉师及时到位，三方进行手术患者手术安全核查，保证在最短时间内开始手术。

2. 肠道吻合的护理配合

肠道吻合器是临床常用的外科吻合装置之一，在手术使用时，主要做好以下护理配合。

（1）型号选择：应按照医生要求，根据肠腔直径和吻合位置，目测或利用测量器，选择不同型号的吻合器，目前常用的肠道吻合器型号有 25～34 号，并分直线和弯型吻合器。

（2）严格核对：手术医生要求使用 32 号直线型管型吻合器吻合肠腔，由于吻合器价格较为昂贵，为一次性高值耗材，巡回护士在打开吻合器外包装之前必须再次与手术医生认真确认吻合器的型号、规格，检查有效期及外包装完整性，均符合要求方可打开使用。

（3）配合使用：洗手护士将抵钉座组件取下交予手术医生，手术医生将抵钉座与吻合器头部分别放入将欲吻合的消化管两端，旋转吻合器手柄末端调节螺母，通过弹簧管及吻合器头部伸出的芯轴，将抵钉座连接固定于吻合器头部。医生进行击发，完成肠管钉合并切除消化管腔内多余的组织。

（4）使用后处置：吻合完成后，配合医生共同检查切下的组织切缘是否完整成环，以保证不出现吻合口瘘。吻合器使用后，按照一次性医疗废弃物标准处理，严禁任何人员将使用过的吻合器带出手术室。

二、甲状腺手术的护理配合

甲状腺是人体最大的内分泌腺体，位于甲状软骨下方，紧贴于气管两旁，由中央的峡部和左右两个侧叶构成。甲状腺由两层被膜包裹，内层被膜称甲状腺固有被膜，紧贴腺体并伸入到腺实质内；外层被膜称甲状腺外科被膜，易于剥离，两层被膜之间有甲状腺动、静脉、淋巴结、神经和甲状旁腺等，因此手术时分离甲状腺应在此两膜间进行。当单纯性甲状腺肿压迫气管、食管、喉返神经等引起临床症状，或巨大单纯甲状腺肿物影响患者生活工作，或结节性甲状腺肿有甲状腺功能亢进或恶变，或甲状腺良性肿瘤都应行甲状腺大部或部分（腺瘤小）切除，其中甲状腺腺瘤是最常见的甲状腺良性肿瘤。

（一）主要手术步骤及护理配合

1. 手术前准备

手术患者取垂头仰卧位，行全身麻醉。切口周围皮肤消毒范围为：上至下唇，下至乳头连线，两侧至斜方肌前缘。

2. 主要手术步骤

（1）切开皮肤、皮下组织及肌肉：传递 22 号大圆刀在胸骨切迹上两横指处切开皮下组织及颈阔肌。

（2）分离皮瓣：传递纱布，缝合在上下皮瓣处，牵引和保护皮肤；传递组织钳提起皮肤，电刀游离上、下皮瓣。

（3）暴露甲状腺：纵向打开颈白线，传递甲状腺拉钩牵开两侧颈前带状肌群，暴露甲状腺。

（4）处理甲状腺血管：传递圆针慕丝线缝扎甲状腺上动脉和上静脉、甲状腺下动脉和下静脉。

（5）处理峡部：传递血管钳或直角钳分离并钳夹峡部，传递 15 号小圆刀或解剖剪切除峡部。

（6）切下甲状腺组织：传递血管钳或蚊氏钳，沿预定切线依次钳夹，传递 15 号小圆刀切除，取下标本，切除时避免损伤喉返神经。传递慕丝线结扎残留甲状腺腺体，传递圆针慕丝线间断缝合甲状腺被膜。

（7）冲洗切口，置引流管，关切口：生理盐水冲洗，传递吸引器吸尽冲洗液并检查有无活动性出血；放置负压引流管置于甲状腺床，传递三角针慕丝线固定；传递圆针慕丝线依次缝合颈阔肌、皮下组织，三角针慕丝线缝合皮肤，或使用无损伤缝线进行皮内缝合，或使用专用皮肤吻合皮钉吻合皮肤。

（二）围手术期特殊情况及处理

1. 甲状腺次全切除术患者体位

甲状腺次全切除术的手术患者应放置垂头仰卧位，该体位适用于头面部及颈部手术。在手术患者全麻后，巡回护士与手术医生、麻醉师一同放置体位。放置垂头仰卧位时除了遵循体位放置一般原则外，还需注意：①在仰卧位的基础上，双肩下垫一肩垫平肩峰，抬高肩部 20°，使头后仰颈部向前突出，充分暴露手术野。②颈下垫颈枕，防止颈部悬空。③头下垫头圈，头两侧置小沙袋，固定头部，避免术中移动。④双手平放于身体两侧并使用中单将其保护、固定。⑤双膝用约束带固定。

2. 甲状腺手术术中发生电刀故障

术中发生高频电刀报警，电刀无法正常工作使用，巡回护士应先检查连接线各部分完整性以及电刀连接线与电刀主机、电极板连接线与电刀主机的连接处，避免连接线折断或连接部位接触不紧密的情况发生；查看电极板与手术患者身体部位贴合是否紧密，是否放置在合适部位，当进行以上处理后问题仍未解除，应更换电刀头，如仍无法正常使用，更换高频电刀主机，及时联系厂家维修。此外，当手术医生反映电刀输出功率不够，要求加大功率时，巡回护士不可盲目加大功率，造成手术患者发生电烧伤隐患；应积极寻找原因，检查电刀各连接线连接是否紧密的同时，提醒洗手护士及时清除电刀头端的焦痂，保持良好传导性能。

3. 手术并发症

手术患者在拔管后突然自觉呛咳、胸闷、心悸、呼吸困难、氧饱和度下降等情况，说明很可能由于手术止血不彻底，形成了切口内血肿。应立即通知手术医生及麻醉师进行抢救，并查看手术患者情况：若伤口敷料有渗血、颈部肿胀、负压引流内有大量新鲜血液，则可初步判断为切口内出血所致，应立即备好手术器械，准备二次手术止血。手术室护士首先应配合麻醉师再次气管插管，保持呼吸道通畅；传递线剪或拆钉器，协助手术医生打开切口，清除血肿，解除对气管的压迫，寻找并结扎出血的血管或组织，如手术患者情况仍无改善，则立即行气管切开。

三、肝移植手术的护理配合

移植术是指将一个体的细胞、组织或器官用手术或其他方法，移植到自体或另一个体的某一部位。人体移植学科的发展是 20 世纪医学最杰出的成就之一。从最早开展的输全血，到肾、肝、心、胰腺和胰岛、肺、甲状旁腺等器官组织的移植，一直发展到心肺、心肝、胰肾联合移植和腹内多器官联合移植，移植手术的操作技术和移植效果都取得了巨大成就。

近 15 年来，伴随外科技术、器官保存水平、免疫抑制剂运用等各医疗领域技术发展，作为移植手术中难度较高的肝移植也取得了飞速发展，成为治疗末期肝病的首选方法。目前，全世界肝移植中心已超过 30 个，每年平均以 8000 例次为基数持续上升。标准的肝移植术式为原位肝移植，近年来创新多种式式，包括减体积性肝移植、活体部分肝移植、劈离式肝移植、背驼式原位肝移植等，其中活体肝移植是指从健康捐肝人体上切取部分肝脏作为供肝移植给患者的手术方式，其已成为众多先天性胆道闭锁患儿治疗的唯一选择（图 8-4）。

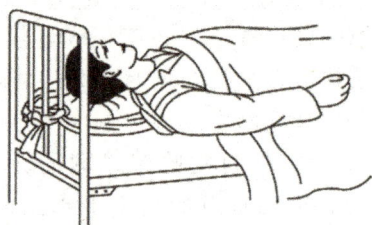

图 8-4　活体肝移植

（一）主要手术步骤及护理配合

1. 手术前准备

（1）物品准备：准备肝移植器械、肝移植双支点自动拉钩、肝移植显微器械及常用敷料包。准备高频电刀、负压吸引装置、氩气刀、变温毯、保温箱、DSA-C 臂机、各种止血物品。

（2）患者准备：患者放置仰卧位，行全身麻醉。手术医生进行切口周围皮肤消毒，范围为上至颈，下至大腿中上 1/3，包括会阴部，两侧至腋中线。

（3）核对：手术划皮前巡回护士、手术医生和麻醉师三方进行 Time Out 核对患者身份、手术方式、术前备血情况等。

2．供体手术主要手术步骤

活体肝移植包括供体手术和受体手术两部分，供体手术通常为左半肝切除，具体操作如下。

（1）腹上区 L 形切口进腹：传递 22 号大圆刀划开皮肤；传递两把有齿镊、高频电刀配合常规进腹。

（2）安装肝移植悬吊拉钩：传递大纱布保护切口，按顺序安装悬吊拉钩。

（3）切除胆囊，进行胆道造影：传递小分离钳、无损伤镊、解剖剪游离胆囊和胆囊管，丝线结扎。传递硅胶管和抽有造影剂的 20 mL 针筒配合术中造影。

（4）解剖第一肝门：传递小分离钳、解剖剪进行游离；传递橡皮悬吊带牵引左肝动脉、门静脉左支。

（5）阻断左肝动脉、门静脉左支：传递无损伤镊、血管阻断夹进行阻断。

（6）切除肝脏实质：传递氩气刀或 CUSA 刀配合，遇到所有肝内管道结构，传递小分离钳、无损伤镊、解剖剪进行游离、钳夹、剪断，传递丝线进行结扎、缝扎或钛夹夹闭。

（7）处理左肝管：传递小分离钳进行游离；传递橡皮悬吊带牵引左肝管，穿刺造影确认左肝管位置后，传递解剖剪剪断并缝扎。

（8）游离左肝静脉：传递小分离钳、解剖剪，游离左肝静脉；传递橡皮悬吊带牵引。

（9）供肝血管离断、切除供肝：传递小分离钳、解剖剪剪断左肝动脉；传递 2 把门静脉阻断钳、解剖剪剪断门静脉左支；传递肝静脉阻断钳、解剖剪剪断左肝静脉。

（10）止血、关腹：传递无损伤缝针关闭血管及胆道残端；传递引流管；传递圆针慕丝线缝合肌肉和皮下组织，三角针慕丝线缝皮。

3. 受体手术主要手术步骤

（1）腹上区 Mercede 切口（Mercede 切口又称"人字形"切口，先在肋缘下 2 横指做弧形切口，再做一纵向切口向上至剑突下）进腹：传递 22 号大圆刀划开皮肤；传递两把有齿镊、电刀配合常规进腹。

（2）肝周韧带及第一肝门、第二肝门的游离解剖：传递小分离钳、解剖剪、电刀进行游离解剖；遇血管分支准备结扎、缝扎或钛夹传递；传递橡皮悬吊带对肝动脉、门静脉、肝静脉进行牵引。

（3）切除病肝、准备供肝植入：传递阻断钳和血管阻断夹进行血管阻断。

（4）依次行供受体肝静脉、门静脉、肝动脉及胆道的吻合：传递无损伤镊、笔式持针器和无损伤缝针进行配合；在吻合肝动脉时，巡回护士须及时准备术中用显微镜；洗手护士传递显微镊、显微剪刀配合动脉吻合。

（5）止血，放置引流管，关腹：准备各类止血用物，传递引流管进行放置；传递碘伏与生理盐水 1∶10 配制的冲洗溶液及大量灭菌注射用水进行腹腔及伤口冲洗；传递圆针慕丝线关腹。

4. 术后处置

巡回护士协助麻醉师妥善固定气管导管；连接腹腔引流管与集尿袋，并妥善固定，观察引流液色、质、量。仔细检查手术患者皮肤状况，尤其是骶尾部、足跟、肩胛骨、手臂肘部和枕部。监测手术患者体温，控制室温，做好保暖措施，预防术后低体温发生。巡回护士与麻醉师、手术医生一同送患者入 ICU。若手术患者为肝炎病毒携带者，则术后按一般感染手术术后处理原则进行用物和环境处理。

（二）围手术期特殊情况及处理

1. 肝移植手术过程中变温毯操作

（1）变温毯（以"Blanketrol Ⅱ型变温毯"为例）操作步骤如下。①手术前：检查蓄水池内水量及水位→安装耦合接头，阴阳相接→确认连接管已接好→放平水毯。②手术时：插入电源插头→打开总电源，开关处于"On"→机器自检，控制面板显示"CK STEPT"→按下"TEMPSET"开关→按上下箭头调节所需水温→按下"Manual Control"启动变温毯。

　　(2) 使用"Blanketrol Ⅱ型变温毯"的注意事项：①蓄水池内只能使用蒸馏水，禁止使用去离子水，大部分的去离子水不是 pH 等于7的中性水。如果去离子水是酸性，它将导致电池效应，铜质制冷机将开始腐蚀，最终导致制冷机系统泄漏。②禁止使用乙醇，因为乙醇会腐蚀变温毯。③蓄水池应每月更换蒸馏水，保护蓄水池不受细菌污染。④变温毯禁止在无水条件下操作，避免该情况引起对内部组件的破坏。⑤禁止蓄水池内过分充水，当变温毯里的水流回进处于关闭状态的系统当中，过分充水可能导致溢出。⑥禁止在患者和变温毯之间放置额外的加热设备，引起皮肤损伤。⑦患者和变温毯之间的区域应该保持干燥以避免患者意外受伤。⑧使用变温毯每隔 20 min，或者在医师的指导下，巡回护士应检查患者的体温和与变温毯接触区域的皮肤状况，同时检查变温毯里的水温，对小儿患者、温度敏感者、血管疾病患者必须更为频繁地进行检查。⑨关闭变温毯电源开关时，应待水毯内的水回流到蓄水器内（让管子和变温毯连接10分钟以上）再拔出电源线。

　　2. 手术过程中使用氩气刀的注意事项

　　每次使用前，先检查钢瓶内氩气余量。操作时一定要先开氩气再开机，先关氩气再关机。术中使用时将电刀头缩回并打开氩气，将氩气喷头对准渗血部位，按下电凝开关。注意提醒手术医生氩气刀适当的工作距离，氩气刀刀头与创面最佳工作距离一般为 1～1.5 cm，禁止将氩气刀刀头直接接触创面工作。使用时注意观察氩气刀喷射时氩弧颜色：正常为蓝色，出现发红则说明工作距离太近。选择合适喷射角度使氩气喷头与受损组织呈 45°～60°最佳。每次使用完毕后，检查钢瓶内氩气余量，当余量不足时应充足备用。

第二节　神经外科手术

神经外科作为一门独立的学科是在 19 世纪末神经病学、麻醉术、无菌术发展的基础上诞生的。神经外科是医学中最年轻、最复杂而又发展最快的一门学科。神经外科是外科学的分支，包括颅脑损伤、脑肿瘤、脑血管畸形、脊髓病变。神经外科又可分出颅底外科、脑内镜、功能神经外科等。下面以几个经典神经外科手术为例，介绍手术的护理配合。

一、颅内动脉瘤夹闭术的护理配合

颅内动脉瘤是当今人类致死、致残最常见的脑血管病。颅内动脉瘤是脑动脉上的异常膨出部分，指血管壁上浆果样的或先天性的突起，可能是血管先天性的缺陷或血管壁变性引起，通常发生在脑底动脉环的大血管分叉处。颅内动脉瘤分类：颈内动脉瘤（30%～40%）、前交通动脉瘤（30%）、大脑中动脉瘤（20%）、大脑后动脉瘤（1%）、椎基底动脉瘤（10%）。颅内动脉瘤夹闭术手术治疗的原则是将动脉瘤排除于血循环之外，使之免于再破裂，同时保持载瘤动脉的通畅，防止发生脑缺血。

（一）主要手术步骤及护理配合

1. 手术前准备

手术患者行全身麻醉，手术体位为仰卧位，患侧肩下垫一小枕，头向右倾斜 30°～45°，上半身略抬高，脑外科头架固定。双眼涂金霉素眼药膏并用眼贴膜覆盖保护，双耳塞干棉球保护，以免消毒液流入眼和耳内。头部手术皮肤消毒时，应由手术区中心部向四周涂擦，包括头部及前额。消毒范围包括手术切口周围 15～20 cm 的区域。按照神经外科手术铺巾法建立无菌区域。

2. 主要手术步骤

（1）铺巾：按常规皮肤消毒铺巾。

（2）切开头皮：传递 22 号大圆刀切开皮肤，传递头皮夹，夹住皮肤切口止血。

（3）皮瓣形成：以锐性分离法将皮瓣沿帽状腱膜下游离，并向后翻开皮瓣。

（4）骨瓣形成：传递骨膜剥离器剥离骨膜，暴露颅骨，选择合适的钻孔部位，安装并传递气钻或电钻进行钻孔，并用铣刀铣开骨瓣。

（5）切开硬脑膜：打开硬脑膜前传递腰穿针行脑脊液引流；传递蚊氏钳提夹，11 号尖刀切开硬脑膜一小口，传递解剖剪（又称"脑膜剪"）扩大切口，圆针 0 号慕丝线悬吊。

（6）游离载瘤动脉：传递显微弹簧剪刀切开蛛网膜，神经剥离子协助轻轻剥开；传递脑压板，其下垫脑棉牵开并保护脑组织；传递小号显微吸引器、双极电凝暴露肿瘤邻近的血管及神经组织，逐步游离载瘤动脉的近端和远端、瘤颈直至整个瘤体。

（7）确认和夹闭动脉瘤：夹闭动脉瘤，根据情况选择合适长短及角度的动脉瘤夹蘸水后，与施夹钳一同传递。

（8）切口缝合：逐层关闭切口，放置引流，骨瓣覆盖原处并使用连接片和螺钉固定，传递圆针慕丝线依次缝合颞肌筋膜、帽状腱膜，缝合皮下组织，角针慕丝线缝合皮肤。

3. 术后处置

为手术患者包扎伤口，戴上弹力帽，注意保护耳郭避免受压。检查受压部位皮肤，固定引流管，护送手术患者入神经外科监护室进行交接。

（二）围手术期特殊情况及处理

1. 急诊手术的术前准备

接到急诊手术通知单，立即选择安排特别洁净或标准洁净手术室，联系急诊室或者病房做好术前准备，安排人员转运患者（病情危重的手术患者必须由手术医生陪同送至手术室）。

（1）环境准备：手术室温度保持在 23～25 ℃，湿度保持在 40%～60%。严格根据手术间面积控制参观人员，1 台手术不得超过 3 名。

（2）特殊器械准备：显微持针器、显微弹簧剪刀、显微枪形镊、各种型号的显微吸引器、神经剥离子、各种型号动脉瘤夹及施夹钳、可调节吸引器、多普勒探头、多普勒血流测定仪。

（3）特殊物品准备：7～9"0"的血管缝线、"纤丝速即纱"止血材料和3‰罂粟碱溶液。

（4）辅助物品准备：准备带有腰穿针留置孔的手术床及两套负压吸引装置。

同时通知手术医生及麻醉医生及时到位，三方进行手术患者安全核查，保证在最短时间内开始手术。

2. 腰椎穿刺术手术体位（如图8-5）

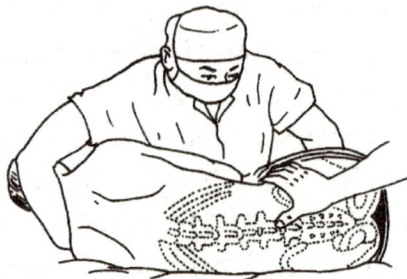

图 8-5　腰椎穿刺术

术前腰穿留置针的操作应在全麻后进行，避免刺激患者诱发动脉瘤的破裂出血。具体配合方法如下。

（1）调整体位：手术患者行全身麻醉后，巡回护士与手术医生、麻醉师一同缓慢地将手术患者翻转呈侧卧位，背齐床沿，头部和两膝尽量向胸部屈膝，腰背部向后弓起，使棘突间的椎间隙变宽，利于腰穿针进入鞘膜囊内，巡回护士站立于手术患者前面，帮助固定体位并保护手术患者以防坠床，配合麻醉师行腰穿。

（2）保护腰穿针头：完成腰穿留置引流后，立即用无菌小纱布保护腰穿针头，胶布固定，避免针芯脱落。

（3）确认腰穿留置针位置：手术医生、麻醉师共同将手术患者向床中央稍稍移动，其中一人用手轻扶腰穿针，巡回护士负责观察、确认腰穿留置针与手术床中央留置孔的位置相吻合后，共同将手术患者安置成仰卧位。

（4）术中监测：地面与手术床上留置孔的相应部位放置药碗（当腰穿针开放时可存取脑脊液）。加强巡视和检查，并按照要求进行相应特殊检查。

3. 动脉瘤手术过程中的药物管理

对于手术台上使用的各种药物，巡回护士必须与洗手护士严格核对；无菌台上的术中用药，洗手护士必须加强管理，以防混淆或错用。

（1）药物标识规范：手术台上所有的药物以及盛放药物的容器（包括注射器、药杯、药碗）必须有明确的标识，其上注明药物名称、浓度、剂量。

（2）杜绝混淆：无菌台上第一种药物未做好标识前，不可传递第二种药物至无菌台。

（3）特殊药物的配合：当需解除血管痉挛时，递显微枪形镊夹持含有 3% 罂粟碱溶液的小脑棉湿敷载瘤动脉 5 min。

（4）严格区分放置：注射药、静脉输液、消毒液必须严格区分放置，标识清晰。外观相似或读音相近的药物必须严格区分放置。

4. 颅内动脉瘤过早破裂

颅内动脉瘤破裂是手术中的危急情况，必须及时、恰当处理，主要方法包括以下几种。

（1）指压法：巡回护士或台下医生协助压迫颈动脉，手术医生在颅内暂时阻断载瘤动脉，制止出血，同时处理颅内动脉瘤。洗手护士传递两只大号吸引器，手术医生迅速清除手术视野内的血液，找到动脉瘤破口，立即用其中一只吸引器对准出血点，迅速游离和处理动脉瘤。

（2）吸引器游离法：洗手护士传递大号显微吸引器，手术医生将动脉瘤吸住后，迅速夹闭瘤颈，该法适用于瘤颈完全游离，如使用不当可引起动脉瘤破口再次扩大。

（3）压迫止血法：洗手护士根据要求传递比破口小的锥形吸收性明胶海绵，手术医生将起头端插入动脉瘤破口处，并传递小型脑棉，在其外覆盖，同时传递小型显微吸引器轻压片刻后，迅速游离动脉瘤。

（4）双极电凝法：仅适用于颅内动脉瘤破口小且边缘整齐的情况下。洗手护士准确快速传递双极电凝镊，手术医生用其夹住出血部位，启动电凝，帮助止血。

5. 脑棉的使用和清点

神经外科手术风险大、难度高、手术时间长，脑棉的清点工作是神经外科手术护理的重点和难点，应按照以下方法进行。

（1）术前清点：术前洗手护士应提前洗手，保证充分的时间进行脑棉的清点和整理。由洗手护士和巡回护士两人共同清点脑棉，并记录于手术护理记录单上。清点脑棉时应特别注意，脑棉以 10 块 1 包装，每台手术以 50 块为基数。清点脑棉时需细致谨慎，应及时发现是否存在两块脑棉重叠放置的现象。此外必须检查每一块脑棉的完整性，确认每一块脑棉上带有牵引线。

（2）术中管理：传递脑棉时，需将脑棉平放于示指的指背上或手背上，光面向前，牵引线向后。术中添加脑棉也必须及时清点并记录。添加脑棉时，同样以 10 块的倍数进行添加。术中严禁手术医生破坏脑棉的形状，如修剪脑棉或撕扯脑棉。巡回护士应及时捡起手术中掉落的脑棉并放至指定位置。

（3）关闭脑膜前清点：必须确认脑棉的数量准确无误方可关闭并记录。关闭脑膜后必须再次确认脑棉的数量准确无误并记录。

二、后颅肿瘤切除手术的护理配合

后颅肿瘤是指小脑幕下的颅后窝肿瘤，常见有小脑、脑桥小脑角区、第四脑室、斜坡、脑干、枕大孔区肿瘤等。经临床和影像学检查证实的后颅肿瘤，除非有严重器质性病变不宜开颅者，一般均应手术治疗，根据手术部位常采用正中线直切口、钩状切口、倒钩形切口。此节以最典型和最常用的枕下正中切口后颅窝开颅术为例说明手术入路及手术配合。

（一）主要手术步骤及护理配合

1. 术前准备

手术患者行全身麻醉，手术体位为俯卧位，上半身略抬高，头架固定。双眼涂金霉素眼药膏并用眼贴膜覆盖保护，双耳塞棉花球保护，以免消毒液流入眼和耳内。头部手术皮肤消毒时，应由手术区中心部向四周涂擦。消毒范围要包括手术切口周围 15～20 cm 的区域。按照神经外科手术铺巾法建立无菌区域。

2. 手术步骤

（1）常规皮肤消毒铺巾。

（2）切开头皮：传递 22 号大圆刀切开皮肤，传递头皮夹，夹住皮肤切口止血。

（3）牵开肌层：传递骨膜剥离器分离两侧附着于枕骨的肌肉及肌腱，显露寰椎后结节和枢椎棘突，传递乳突拉钩或梳式拉钩用于牵开肌层。

（4）骨窗形成：传递气钻或电钻在枕骨鳞部钻一孔，并传递鼻甲咬骨钳扩大骨窗，向上至横窦，向下咬开枕骨大孔，必要时咬开寰椎后弓。

（5）切开并悬吊硬脑膜：传递蚊氏钳提夹，11 号尖刀切开硬脑膜一小口，传递解剖剪扩大切口，圆针 0 号慕丝线悬吊。

（6）肿瘤切除并止血：传递取瘤钳分块切取肿瘤，传递止血纱布进行止血。

（7）清点脑棉，缝合硬脑膜。

（8）切口缝合：逐层关闭切口，放置引流，严密缝合枕下肌肉、筋膜，缝合皮下组织和皮肤。

3. 术后处置

为手术患者包扎伤口，戴上弹力帽，注意保护耳郭，检查受压部位皮肤，固定引流管，护送患者入复苏室进行交接。处理术后器械及物品。

（二）围手术期特殊情况及处理

1. 小脑肿瘤切除术的术前准备

小脑手术部位深，手术复杂，对护理的配合要求高，因此，手术室护士应尽最大可能做好充分的手术准备。具体包括以下。

（1）环境准备：安排入特别洁净或标准洁净手术室，手术室温度保持在 23～25 ℃，湿度保持在 40%～60%。严格根据手术间面积控制参观人员，1 台手术不得超过 3 名。

（2）特殊器械及物品准备：头架、气钻、显微镜、一次性显微镜套、超声刀、吸收性明胶海绵、骨蜡、电刀、"纤丝速即纱"、双极电凝、负压球、医用化学胶水、脑棉、显微弹簧剪、显微枪形剪、枪形息肉钳等。

（3）常规用品准备：术前了解手术患者病情、手术部位，根据手术患者的体型、手术体位等实际情况准备手术所需常规用品。

（4）抢救用品准备：充分估计术中可能发生的意外，提前准备好各种抢救用品。对出血比较多的手术如巨大脑膜瘤等，应事先准备两路吸引器。

2. 患者俯卧位的摆放

摆放体位之前，巡回护士应做好充分的准备；将体位垫 4～5 个呈三角形放于手术床上，体位垫的大小选择根据手术患者的体型确定，体位垫上的布单应保持平整，无皱褶、无潮湿。

手术患者在患者推床上接受全身麻醉后，巡回护士脱去患者衣服，双臂放于身体两旁，用中单加以固定，防止在翻身时肩关节、肘关节扭曲受伤。然后巡回护士与手术医生、麻醉师同时将患者抬起缓慢翻转到手术床上呈俯卧位；注意其中手术医生托住患者颈肩部和腰部，巡回护士托住患者臀部和窝部，麻醉师注意避免气管插管、输液管及导尿管脱落；同时应注意保持头、颈、胸椎在同一水平上旋转。翻转成功后巡回护士根据需要调整体位垫，保证胸腹悬空不受压，四肢处于功能位，全身各个部位得到妥善固定。

3. 术中观察

术中还应巡逻护士要密切观察生命体征的变化，观察四肢有无受压、静脉回流是否畅通等。注意保持静脉通路和导尿管的通畅，特别是应手术需要在手术进行中挪动患者体位或疑似患者体位有变动时必须立即检查。常规状态下每 1～2 h 观察一次。

4. 超声刀的连接和使用

脑外科专用超声刀设备较为昂贵，使用要求高，手术室护士应正确使用，以确保其发挥最大的效能。

（1）超声刀使用流程（图 8-6）。

（2）脑外科专用超声刀使用前的操作要点包括：①先插上电源，连接踏脚和机器，打开机器开关。检查仪器是否完好。②吸引瓶内采用一次性带止逆阀吸引袋，并连接机器。③洗手护士正确无误地衔接好超声刀手柄电线、吸引管、冲洗管并将三者合一，妥善固定，将其远端传递给辅助护士。巡回护士分别将超声刀插头、吸引管、冲洗管与机器相应插口及冲洗液连接。④巡回护士根据需要调节吸引力、超声频率、冲洗液流量至最合适的范围。

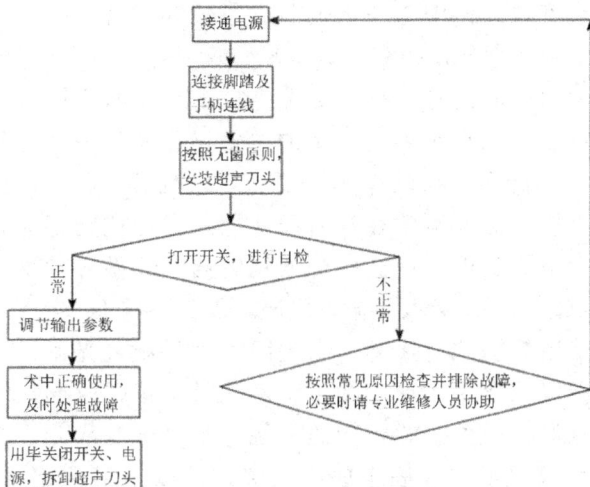

图 8-6　超声刀使用流程图

（3）脑外科专用超声刀仪使用时的注意事项：①超声刀头置于安全稳妥的地方，刀头不可触及任何物品。②及时擦净超声刀头上的血迹并吸取生理盐水保持吸引头通畅。③当仪器处于工作状态时，手远离转轴。

（4）脑外科专用超声刀使用后的注意事项：①脚踩踏脚开关，用超声刀头吸生理盐水 200 mL 冲洗超声刀头中的管腔，然后关闭电源开关。②超声刀头用湿纱布擦拭干净，禁止放在含酶的消毒液中，应送环氧乙烷灭菌。③收好电源电线、踏脚开关等物件，吸引袋按一次性医疗废弃物处理。④登记使用情况。

5. 神经外科手术中显微镜的使用

显微镜是神经外科手术最为常用的仪器设备之一，护士应掌握正确的使用和维护保养方法，从而为患者提供安全的治疗，同时延长物品的使用寿命。

（1）使用前的注意事项：①接通电源，连接视频线至彩色监视器，打开电源开关。②根据手术部位调整好助手镜的位置，打开显微镜开关。检查显微镜的各项功能，如聚焦、调整平衡等。目镜的屈光度数，使图像清晰度与助手镜和监视器一样。③拉直显微镜臂，用无菌显微镜套将显微镜套好。

（2）使用中的注意事项：①洗手护士在手术显微镜下配合手术时，要特别注意显示屏上显示的手术操作及进展，主动与主刀医师配合。②传递器械动作幅度要小，做到轻、稳、准。做到一手递，一手接，保证医生在接后即能用。③传递脑棉时，根据需要将不同大小的脑棉传递到医师的视野内。④做各种操作时绝对不可倚靠及碰撞手术床及显微镜底座，以免影响手术区域及操作。

（3）使用后的注意事项：①关闭手术显微镜光源，打开固定器，将显微镜推离手术区。②将手术显微镜镜臂收起，缩至最短距离，注意保护镜头。③关闭总电源，收好电源线和视频线，将手术显微镜放置原位，固定底座开关。④取下手术显微镜套后，应检查手术显微镜上有无血迹，清洁擦拭干净。⑤按要求在专用登记本上记录显微镜使用状况。

（4）保养的注意事项：①手术显微镜的镜头是整个机器的心脏，非常娇贵，所以每次使用后，要用镜头专用纸清洁镜头，禁用粗糙的物品擦拭，防止出现划痕，影响镜头的清晰程度。②勿用乙醇、乙醚等有机溶剂擦拭镜身，可用软布蘸水擦拭；各个螺丝和旋钮不要拧得过紧或过松。③关闭显微镜时，要先将调节光源旋钮旋至最小，再将光源电源关闭，最后关闭显微镜电源开关，以延长灯泡的使用寿命。④随时记录手术显微镜的使用情况、性能、故障及解决方法。⑤手术显微镜应放置于干净、干燥通风的地方，注意避免碰撞。⑥显微镜通常处于平衡状态，无特殊要求，不要轻易调节。⑦专人负责检查，设专用登记本，每次使用后需登记情况并签名。⑧每3个月由专业人员做一次预防性维修和保养，每年进行1次安全性检查。

第三节　心胸外科手术

心胸外科专业开创于20世纪初期，起步较晚但几十年来却是发展最快的外科学分支之一。胸心外科通常可分为普通胸外科和心脏外科，普通胸外科治疗包括肺、食管、纵隔等疾病；心脏外科则是治疗心脏的先天性或后天性疾病。常见的先天性心脏病手术包括房室间隔缺损修补，肺动脉狭窄拓宽、法洛四联症矫治术和动脉导管未闭结扎术等；后天性心脏病手术包括瓣膜置换术、瓣膜成形术、冠状动脉搭桥术、带瓣管道置换术等；下面以几个经典的胸心外科手术为例，介绍手术的护理配合。

一、瓣膜病置换手术的护理配合

心脏瓣膜病是指心脏瓣膜结构（瓣叶、瓣环、腱索、乳头肌）的功能或结构异常导致瓣口狭窄及（或）关闭不全。常见的致病因素包括炎症、黏液样变性、退行性改变、先天性畸形、缺血性坏死、创伤、梅毒、钙化、发育异常等。心脏瓣膜置换术是指在低体温麻醉下，通过外科手术切除病变瓣膜，使用人工心脏瓣膜替换的一种治疗方法。以下以二尖瓣置换术为例做手术配合介绍。

（一）主要手术步骤及护理配合

1. 手术前准备

手术患者入室前，巡回护士应先将凝胶体位垫和变温水毯放置于手术床上，其有防止压疮和体外循环恢复后升温的作用。手术患者取仰卧位，双手平放于身体两侧并使用中单将其保护固定。手术患者行全身麻醉，巡回护士配合麻醉师进行动静脉穿刺；留置导尿管，并连接精密集尿袋。留置肛温探头进行术中核心体温的监测；巡回护士合理粘贴电极板，通常将电极板与患者轴线垂直地粘贴于臀部侧方肌肉丰富处，不宜粘贴于大腿处，以防术中进行股动脉、股静脉的紧急插管。切口周围皮肤消毒范围为：上至肩，下至髂嵴连线，两侧至腋中线。按照胸部正中切口手术铺巾法建立无菌区域。

2. 主要手术步骤

（1）经胸骨正中切口开胸：传递 22 号大圆刀切开皮肤，电刀切开皮下组织及肌层，切开骨膜；传递电锯锯开胸骨，并传递骨蜡进行骨创面止血（如图 8-7，8-8）。

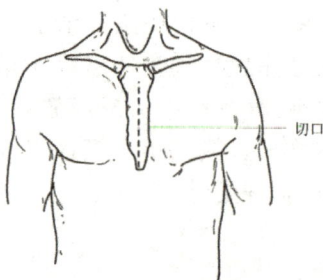

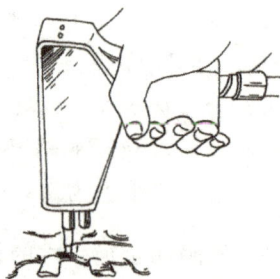

图 8-7　胸正中切口　　　　图 8-8　使用电锯将胸骨纵向锯开

（2）撑开胸骨：利用胸腔撑开器撑开胸骨显露胸腺、前纵隔及心包；传递无损伤镊夹持心包，配合解剖剪剪开，传递圆针 7

号慕丝线进行心包悬吊，显露心脏（如图 8-9）。

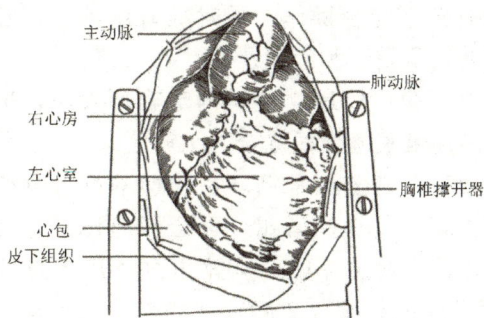

图 8-9　显露心脏

（3）建立体外循环：传递 25 厘米解剖剪、无损伤镊、血管游离钳等游离上下腔静脉及升主动脉，配合插管荷包的制作以及上下腔静脉和升主动脉插管，放置心脏冷停搏液灌注管，传递阻断钳阻断上、下腔静脉和主动脉，灌注停跳液（原理为含高浓度钾，导致心脏停搏），外膜敷冰泥保护心肌，直至心脏停止。

（4）显露二尖瓣：传递 11 号尖刀经房间沟切开左心房壁，心房拉钩牵开心房，显露二尖瓣（如图 8-10）。

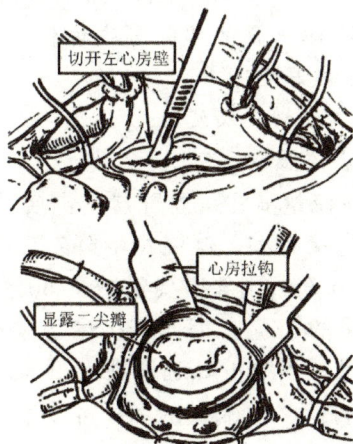

图 8-10　切开左心房，显露二尖瓣

（5）剪除二尖瓣及腱索：传递 25 厘米解剖剪沿瓣环剪除二尖瓣及腱索，无损伤镊配合操作，同时准备湿纱布，及时擦拭解剖剪及无损伤镊上残留腱索和组织。

（6）换人工瓣膜：传递测瓣器测定瓣环大小，选择大小合适的人工瓣膜，传递瓣膜缝合线缝合人工瓣膜。

（7）关闭切口，恢复正常循环：传递不可吸收缝线关闭二尖瓣切口和左房切口。传递夹管钳，配合撤离体外循环，并传递不可吸收缝线或各种止血用品配合有效止血；开启变温水毯至 38～40 ℃，调高手术间内温度，加温输注的液体或血液进行复温，待心脏跳动恢复、有力，全身灌注情况改善，放置胸腔闭式引流管，传递无损伤缝线缝合并关闭心包，传递胸骨钢丝关胸及慕丝线缝合切口。

3. 术后处置

为手术患者包扎伤口，及时加盖棉被进行保温。检查手术患者骶尾部、足跟等易发生压疮的皮肤，及时发现皮肤发红、破损等异常情况。固定胸腔引流管、导尿管，保持引流通畅，并观察引流液的色、量、质，加强管道护理，防止滑脱。协助麻醉师、手术医生小心谨慎地将手术患者转移至监护床上，转运途中严密监测血压、心率、心律、氧饱和度等生命体征。保障患者安全，与心外科监护室护士做好交接班。

（二）围手术期特殊情况及处理

1. 调节手术患者体温

正常机体需高血流量灌注重要脏器，包括肾、心、脑、肝等，而机体代谢与体温直接有关，体温每下降 7 ℃ 组织代谢率可下降 50%，如体温降至 30 ℃，则氧需要量减少 50%，体温降至 23 ℃ 时氧需要量则是正常的 25%。因此，在建立体外循环过程中需要降温，以减低需氧量，预防重要脏器缺血低氧，提高灌注的安全性。降温程度根据病情、手术目的和手术方法等各种情况而定，可分为不同的类型。

（1）常温体外循环：适用于简单心脏畸形能在短时间内完成

手术者。

（2）浅低温体外循环：适用于病情中等者，心内畸形不太复杂者。

（3）深低温微流量体外循环，适用于：①心功能差，心内畸形复杂者。②侧支循环丰富，心内手术时有大量回血者。③合并动脉导管未闭者。④升主动脉瘤或假性动脉瘤手术深低温停循环者。

（4）婴幼儿深低温体外循环：适用于各种心脏复杂畸形。

（5）成人深低温体外循环：主要适用于升主动脉及弓部动脉瘤手术。

体外循环通过与低温结合应用，可使体外循环灌注流量减少，血液稀释度增加，氧合器血气比率降低。手术室的降温/保温设备有空调、制冰机、恒温箱、水床、变温毯及热空气动力装置等，通过这些设备，手术室护士可以达到调节和控制手术患者体温的目的。

2. 心脏复苏困难

进行体外循环后，手术患者发生心脏复苏困难原因很多，常见于心脏扩大、心肌肥厚、心功能不全及电解质平衡紊乱等。案例中手术患者为二尖瓣狭窄患者，由于长时间的容量及压力负荷加重，且心功能基础较差，长时间的升主动脉阻断更加重了心肌的缺血低氧损害，因此可能发生心脏复苏困难。

对于这位手术患者，首先应给予积极处理措施，如实施电击除颤等，如果效果不佳则立即再次阻断主动脉，在主动脉根部灌注单纯温氧合血 5～10 min，由于血液不但能为受损的心脏提供充足的氧，还能避免或减轻心肌的再灌注损伤。而后再次开放主动脉，一般即可自动复跳或经电击除颤后复跳。如多次除颤后仍不复跳则需再次阻断主动脉，灌注停搏液使心电机械活动完全停止，让心脏得以充分的休息，降低氧耗，为再次复跳做好准备。

3. 心脏复跳后因高血钾心跳骤停

心脏复跳后发生高钾血症的可能原因包括：肾排钾减少、血液破坏、酸中毒、摄入过多等，如心脏停搏液（含钾）灌注次数和容量过多，大量的血液预充等。高钾血症可使静息电位接近阈电位水平，细胞膜处于除极阻滞状态，钠通道失活，动作电位的形成和传导发生障碍，心肌兴奋性降低或消失，兴奋-收缩耦联减弱，心肌收缩降低，从而发生心跳骤停。

（1）胸内心脏按压：第一时间内迅速给予。胸内心脏按压方法可分为单手或双手心脏按压术，一般用单手按压时，拇指和大鱼际紧贴右心室的表面，其余 4 指紧贴左心室后面，均匀用力，有节奏地进行按压和放松，频率为 80～100 次/分钟。双手胸内心脏按压，用于心脏扩大、心室肥厚者，术者左手放在右室面，右手放在左室面，双手掌向心脏做对合按压，其余同单手法（图 8-11）。切勿用手指尖按压心脏，以防止心肌和冠状血管损伤。

（2）胸内电除颤：巡回护士立即准备除颤仪及无菌除颤极板配合手术医生进行胸内除颤。首先打开除颤器电源，选择非同步除颤方式，继而选择电能进行充电；手术医生将胸内除颤电极板分别置于心脏的两侧或前后并夹紧，电击能量成人为 10～40 J，小儿为 5～20 J。

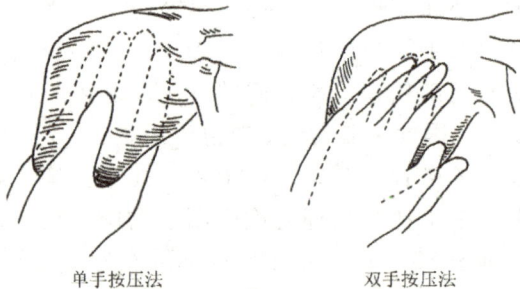

单手按压法　　　　双手按压法

图 8-11　心内按压示意图

（3）复苏成功后，应配合麻醉师使用药物纠正低血压及电解质紊乱等，同时给予冰袋施行头部物理降温，同时用冰袋置于颈部、腋窝、腹股沟等大血管流经处进行体表降温，预防脑水肿等。心跳恢复后，有可能再度停搏或发生心室纤维性颤动，巡回护士应严密观察患者生命体征。

二、小切口微创心脏手术的护理配合

传统心脏外科手术，多采用胸骨正中切口，部分采用左胸后外侧切口，但往往痛苦大、手术切口长。随着近年来心血管手术安全性的不断提高，小切口心脏手术渐趋盛行。小切口心脏手术的特点是切口美观、隐蔽、创伤小、出血少、恢复快、愈合好、畸形少、费用少等。但由于切口小，术中术野显露较差，术前应明确诊断，严格掌握手术指征，同时对外科医生的手术操作技能也提出较高要求。本文以右腋下小切口微创房间隔缺损修补术为例介绍手术护理配合。

（一）主要手术步骤及护理配合

1. 手术前准备

患者静脉复合麻醉伴行气管插管，体位在仰卧位的基础上右胸垫高，呈左侧 60°半侧卧位，下半身尽量平卧，显露股动脉。右上肢屈肘悬吊于手术台支架上。摆放体位后，协助医师正确粘贴体外除颤板。切口周围皮肤消毒范围为：前后过中线，上至锁骨及上臂 1/3 处，下过肋缘。按照胸部侧卧位切口手术铺巾法建立无菌区域。

2. 主要手术步骤

（1）右前胸切口：即取右侧腋中线第二肋交点与腋前线第五肋间交点连线行约 5 cm 切口，于腋前线第四肋进胸。传递 22 号大圆刀切开皮肤，电刀切开皮下组织及肌层，传递侧胸撑开器暴露切口。

（2）建立体外循环：传递无损伤镊、25 厘米解剖剪剪开心包并传递圆针慕丝线固定心包。传递血管游离钳游离上、下腔静脉和主动脉并在主动脉根部作荷包缝合，插特定制作的长形带导芯的主动脉供血管。于右心耳部作荷包，并切开心耳插上腔静脉引流管；于右房壁作荷包缝线，切开后插下腔静脉引流管。体外循环开始后，阻断升主动脉并于主动脉根部注入冷停搏液。

（3）暴露房间隔缺损：传递无损伤镊及无损伤剪，切开右心房，暴露房间隔缺损。

（4）修补房间隔缺损：如缺损较小，传递不可吸收缝线予以直接缝合；如缺损较大或位置比较特殊也可使用自体心包片或涤纶补片修补缺损。在缝合心房切口的同时排除右房内气体，主动脉开放后心脏复跳。

（5）关闭切口：放置胸腔闭式引流管，传递三角针慕丝线固定，传递无损伤缝线缝合并关闭心包，传递慕丝线缝合切口。

3．术后处置

为手术患儿包扎伤口，及时加盖棉被进行保温。检查手术患儿受压侧眼睛、耳朵、各处骨突部位以及悬吊的上肢，及时发现皮肤发红、破损等异常情况。固定胸腔引流管、导尿管，保持引流通畅，并观察引流液的色、量、质，加强管道护理，防止滑脱。协助麻醉师、手术医生小心谨慎地将手术患者转移至监护床上，转运途中严密监测血压、心率、心律、氧饱和度等生命体征。保障患者安全，与心外科监护室护士做好交接班。

（二）围手术期特殊情况及护理

1．低龄手术患者如何进行术前准备

多数先天性心脏病患者需在儿时接受手术，因此必须加强以下几个方面的护理工作。

（1）做好心理护理，完善术前访视：对手术患儿关心爱护、态度和蔼，对家长解释病情和检查治疗过程，建立良好的护患关系，消除家长和手术患儿的紧张，取得理解和配合。全面了解手术患儿的基本情况，包括基础生命体征、皮肤准备情况、备血、配血和手术方案等。做好护理计划，儿童术前禁食 10 h，婴幼儿禁食 2 h。

（2）手术间及物品准备：手术间温度要保持恒定，对于 10 kg 以下以及术中需要深低温降温的手术患儿，术前应在手术床上铺好变温毯，以便降温或复温时使用。10 kg 以下的手术患儿应用输液泵严格控制液体入量。准备好摆放体位时所需的适合患儿身高体重的体位摆放辅助用品。准备好适合小儿皮肤的消毒液，一般用碘伏进行消毒。

（3）器械准备：根据手术患儿的身高和体重，准备合适的小儿心脏外科器械，如小儿使用阻断钳等，同时由于从侧胸入路手术，术前需要准备侧胸撑开器及加长的心脏外科器械，如25厘米解剖剪、长柄15号小圆刀等，方便术中使用。

2. 术中需要更换手术方式

术中病情突变、需要更换手术方式是非常紧急的情况，必须争分夺秒，以挽救手术患者的生命。手术室护士应做好以下几个方面的工作。

（1）术前准备周全：首先手术室护士应在术前将各种风险可能考虑周全，并事先准备好各种可能使用的器械物品，如股动脉插管管道、各种规格的涤纶补片等。手术医生也应考虑到手术方式改变或股动脉插管的可能，在消毒铺单时应扩大范围。

（2）及时供应器械：如需改变手术方式，紧急调用其他器械，手术室巡回护士应立即将情况向值班护士长汇报，同时积极联系其他手术房间或者专科护士寻找合适的器械或替代物品，并及时提供到手术台上供医生使用，尽量减少耗费时间，保证患儿安全。

3. 手术时间意外延长

手术时间意外延长可能导致非预期事件的发生，手术室护士必须及时调整和处理，以最大限度保护手术患儿及其家属。

（1）做好护理配合：手术室护士在整个手术过程应沉着冷静、全神贯注，预见性准备好下一步骤所需物品，配合手术医生尽量减少操作时间，降低手术对其他脏器损伤，减少手术并发症。

（2）预防性使用抗生素：常用的头孢菌素血清半衰期为1～2 h，为了保证药物有效浓度能覆盖手术全过程，当手术延长到3～4 h或失血量>1500 mL时，应追加一个剂量，预防术后感染。

（3）无菌区域的保证：手术时间意外延长如超过4 h，应在无菌区域内加盖无菌巾，手术人员更换隔离衣及手套等。

（4）加强体位管理：术中每隔30 min检查手术患儿体位情况，

对于容易受压部位应定时进行减压，保证整个手术过程手术患儿皮肤的完整性，肢体功能不受损。

（5）联系并告知相关部门：联系病房告知患儿家属手术情况，安抚紧张情绪。告知护理排班人员，以便其做好工作安排。

第四节　骨科手术

由于交通意外、工业和建筑业事故、运动损伤的增多以及人口老龄化，各种自然灾害等因素，导致高危、复杂的创伤越来越多。如果伤者得不到及时、有效的处理和治疗，将导致患者的终身残疾，甚至死亡，这给患者本人、家庭、社会带来沉重的负担。骨科在解剖学、生物力学和生物材料学研究的基础上，对手术方式、内固定材料不断进行新的尝试；近年来国内外信息、学术交流频繁；同时，高清晰度的 X 线片、CT、MRI 在骨科领域被广泛应用，使得骨科手术技术不断更新、变化、提高。下面介绍两例常见骨科手术的护理配合。

一、髋关节置换手术的护理配合

股骨颈骨折、髋关节脱位、髋臼骨折、股骨头骺滑脱等髋关节骨折的病例中，最常见的并发症为创伤导致的血供中断，导致股骨头缺血性坏死。股骨头缺血性坏死进一步发展，会出现软骨下骨折、股骨头塌陷，最终导致严重的骨性关节炎。患者丧失生活和劳动能力。全髋关节置换术用于治疗股骨头缺血性坏死晚期继发严重的髋关节性关节炎患者，临床取得积极的效果，目前已成为治疗晚期股骨头坏死的标准方法。

（一）主要手术步骤及护理配合

1. 手术前准备

手术患者取 90°侧卧位（图 8-12），行全身麻醉或椎管内麻醉。切口周围皮肤消毒范围为：上至剑突、下过膝关节，两侧过身体中线。按照髋关节手术铺巾法建立无菌区域。

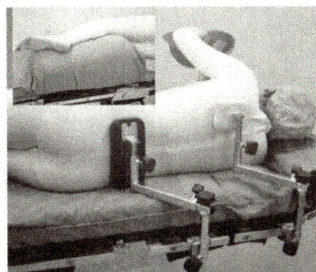

图 8-12　体位摆放

2. 手术主要步骤

（1）显露关节囊：髋关节外侧切口（图 8-13），传递 22 号大圆刀切开皮肤，电刀止血，切开臀中肌，臀外侧肌（图 8-14），显露关节囊外侧（图 8-15）。

（2）打开关节囊（图 8-16）：电刀切开，传递有齿血管钳钳夹，切除关节囊。传递 S 形拉钩和 HOMAN 拉钩牵开，充分暴露髋关节并暴露髋臼。

（3）取出股骨头：股骨颈与大转子移行部用电锯离断股骨颈，用取头器取出股骨头，取下的股骨头用生理盐水纱布包裹保存，以备植骨。

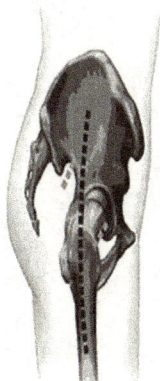

图 8-13　髋关节外侧切口

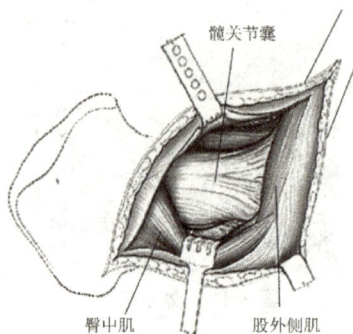

图 8-14　臀外侧肌

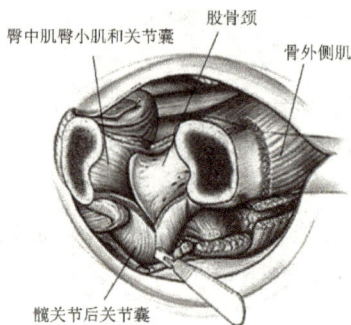

图 8-15　关节囊外侧

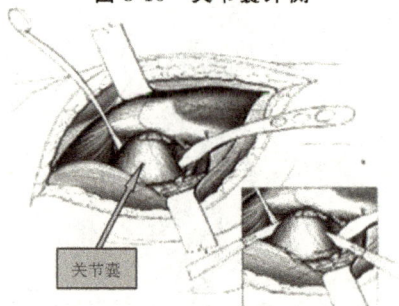

关节囊

图 8-16　关节囊示意图

（4）髋臼置换。①削磨髋臼：将合适的髋臼磨与动力钻连接好递与术者，髋臼锉使用顺序为由小到大；削磨髋臼至髋臼壁周围露出健康骨松质为止，冲洗打磨的骨屑并吸引干净，使用蘑菇形吸引可有效防止骨屑堵塞吸引管路。②安装髋臼杯假体：选择与最后一次髋臼锉型号相同的髋臼杯，将髋臼杯安装底盘与螺纹内接杆连接，完成整体相连；将髋臼杯置于已锉好的髋臼中心，用45°调整角度，将髋臼杯旋入至髋臼杯顶部使其完全接触；关闭髋臼杯底部三个窗口，用打入器将与髋臼杯型号一致的聚乙烯臼衬轻扣入内，并检查臼衬以确保其牢固性。

（5）股骨假体柄置换。①扩髓：内收外旋患肢，用 HOMAN 拉钩暴露股骨近端，用开髓器贴近股骨后方骨皮质开髓；将髓腔锉与滑动锤连接，用滑动锤打入髓腔锉，直至髓腔锉与骨皮质完全接触。在整个扩髓过程中，使用髓腔锉原则为由小到大，逐渐递增地进行使用。②安装假体柄：用轴向打入器将假体试柄打入股骨干髓腔内；安装合适的试头；复位器复位；确定假体柄、假体头的型号后逐一取出假体试头、假体试柄；冲洗髓腔并擦干。③安装假体：将与试柄型号相同的假体打入髓腔（方法同安装试柄、试头），假体进入后进行患肢复位，检查关节紧张度和活动范围。注意在置换陶瓷头的假体时必须使用有塑料垫的打入器，以免打入时损坏陶瓷头。④缝合伤口：缝合伤口前可根据实际情况在关节腔内和深筋膜浅层放引流管；然后对关节囊、肌肉层、皮下组织、皮肤等进行逐层缝合。

3. 术后处置

为患者擦净伤口周围血迹并包扎伤口；检查皮肤受压情况，固定引流管，护送患者入复苏室进行交接。处理术后器械及物品。

（二）围手术期特殊情况及处理

1. 对全髋置换的手术患者进行风险评估

股骨头缺血性坏死的疾病有一个渐进的演变过程，患者大多为高龄老人，又有功能障碍或卧床史，术中可能出现各种并发症，甚至心跳呼吸骤停。所以要对患者进行风险评估，评估重点内容如下：①有无皮肤完整性受损的风险。②有无下肢静脉血栓形成的风险。③有无坠床的风险。④有无假体脱位的风险。

2. 防止髋关节手术手术部位错误

髋关节为人体左右侧对称部位，易发生手术部位错误的事故。故在全髋关节置换手术前必须严格实施手术部位确认，具体措施如下。

（1）手术图谱：术前主刀医生根据影像诊断与患者及其家属共同确认手术部位，并在图谱的相应部位做好标识，让患者及家属再次确认后，在图谱的下方签名。

（2）标识部位：术前谈话时，在手术图谱确认后，主刀医生用记号笔在患者对应侧的手术部位画上标识。

（3）术前核对：巡回护士与主刀医生、麻醉师共同将手术图谱与患者肢体上手术部位标记进行核对，同时，让可以配合的手术患者口述手术部位。任何环节核对时如有不符，先暂停手术，必须核对无误后再行手术。

3. 对外来器械进行管理

用于髋关节置换的特殊工具和器械由医疗器械生产厂家提供，不归属于医院，属于外来器械。如果对于外来器械疏于管理，必将造成手术患者术后感染等一系列严重的并发症，这对于手术患者和术者都无疑是"一场灾难"。因此，外来器械送入手术室后，必须严格按照外来器械使用流程进行管理，包括外来器械的准入、接受、清洗、包装、灭菌和取回。每一环节都应严格按照相关流程执行。

4. 预防髋关节假体脱位

手术团队人员掌握正确的搬运方法是杜绝意外发生的关键。按常规搬运方法搬运全髋关节置换术后的手术患者，会因为搬运不当造成手术患者的假体脱位。

（1）团队分工：麻醉师负责头部，保证气管插管的通畅；手术医生负责下肢；巡回护士负责维持引流管路，防止滑脱；工勤人员负责平移手术患者至推床。

（2）要求：手术患者身体呈水平位移动，双腿分开同肩宽，双脚外展呈"外八字"。避免搬运时手术患者脚尖相对，造成假体脱位。

二、下肢骨折内固定手术的护理配合

骨折的患者往往有外伤史，详细了解患者受伤的时间、地点、受伤的力点、受伤的方式（如高空坠落、机器碾压、车祸撞击、运动损伤、跌倒等）、直接还是间接致伤、闭合性还是开放性伤口及伤口污染程度等可以协助诊断，对采取合适的治疗方法起着决定性作用。患者无论发生在骨、骨骺板或关节等处的骨折，都包含骨皮质、骨小梁的中断，同时伴有不同程度的骨膜、韧带、肌腱、肌肉、血管、神经、关节囊的损伤。骨折的诊断主要依据病史、损伤的临床表现、特有体征、X 线片。在诊断骨折的同时要及时发现多发伤、合并伤等，避免漏诊。

（一）主要手术步骤及护理配合

1. 手术前准备

（1）体位与铺单：患者采取全身麻醉，仰卧位，消毒范围为伤侧肢体，一般上下各超过一个关节，按下肢常规铺巾后实施手术。

（2）创面冲洗：为防止感染，必须对创面进行重新冲洗；常规采用以下消毒液体：①0.9%生理盐水：20 000～50 000 mL，冲洗的液体量视创面的洁净度而定，不可使用低渗或高渗的液体冲洗，以免引起创面组织细胞的水肿或脱水。②过氧化氢（H_2O_2）：软组织、肌肉层用 H_2O_2 冲洗，使 H_2O_2 与肌层及软组织充分接触，以杀灭厌氧菌。③灭菌皂液：去除创面上的油污。

（3）使用电动空气止血仪：正确放置气囊袖带，并操作电动空气止血仪，压迫并暂时性阻断肢体血流，达到最大限度制止创面出血并提供清晰无血流的手术视野，同时防止电动空气止血仪使用不当造成手术患者的损伤。

2. 主要手术步骤

（1）暴露胫骨干：传递 22 号大圆刀切开皮肤，电刀切开皮下组织、深筋膜，暴露胫骨干。

（2）骨折端复位：清理骨折端血凝块，暴露外侧骨折端；点式复位钳 2 把提起骨折处两端，对齐进行骨折端复位。

（3）骨折内固定。①选择器械：备齐钢板固定需要的所有特殊器械。②选择钢板：选择合适钢板，折弯成合适的角度。③固定钢板：斜面骨折处上采用拉力螺钉起固定作用，依次采用钻孔、测深、螺丝钉转孔、上螺丝固定几个步骤。④固定钢板：依相同方法上螺钉固定钢板。⑤缝合伤口：冲洗伤口，放置引流，然后对肌肉层、皮下组织、皮肤等进行逐层缝合。

3. 术后处置

为手术患者擦净伤口周围血迹并包扎伤口；检查皮肤受压情况，固定引流管，送回病房并进行交接。处理术后器械及物品。

（二）围手术期特殊情况及处理

1. 用空气止血仪减少伤口出血

空气止血仪具有良好的止血效能，如伤口依旧出血不止，则应按照上述规定，检查仪器的使用方法是否正确、运转是否正常等。

（1）袖带是否漏气：因为一旦漏气，空气止血仪的压力就会下降，止血仪将肢体浅表的静脉，但深层的动脉未被压迫，这样导致患者手术部位的出血要比不上止血带时更多。此时，应该更换空气止血仪的袖带，重新调节压力、计算时间。

（2）开放性创伤时袖带是否正确使用：开放性创伤的肢体在使用空气止血带前一般不用橡胶弹力驱血带，因此手术开始划皮后切口会有少量出血，这是正常的。为了减少出血，可先抬高肢体，使肢体静脉血回流后再使用空气止血带。

2. 术中电钻发生故障的原因

电钻发生故障的原因较多，手术室护士可采取以下方法进行排除，必要时更换电池或电钻，以便手术顺利进行。

（1）电池故障：①电池未及时充电或充电不完全。②电池使用期限已到，未及时更换以至于无法再充电。③电池灭菌方法错误造成电池损坏。

（2）电钻故障：①钻头内的血迹未及时清理，灭菌后形成血凝块，增加电钻做功的阻力，降低钻速。②操作不当，误碰到保险锁扣，电钻停止转动。③电钻与电池的接触不好。

3. 有效防止螺旋钻头意外折断

手术医生在使用电钻为固定钢板的螺钉钻孔时，可能会出现螺旋钻头断于患者体内的情况，这不仅会损伤手术患者，也浪费手术器材。为防止此类事件，洗手护士应该做到以下几点。

（1）术前完成钻头的检查：①钻头的锋利程度。②钻头本身是否有裂缝或损坏。③钻头是否发生弯曲变形。

（2）使用套筒：使用钻头钻孔时必须带套筒，防止钻头与手术患者的骨皮质成角而发生断裂。

（3）防止电钻摩擦生热：使用电钻钻孔时，洗手护士应及时注水，以降低钻头与骨摩擦产生的热量，这样既可有效防止钻头断裂，又可降低钻孔处骨的热源性损伤。

第五节　泌尿外科手术

泌尿外科是处理和研究泌尿系统、男性生殖系统及肾上腺外科疾病的学科。其中主要涉及的脏器包括肾脏、肾上腺、输尿管、膀胱及前列腺等。下面以两个经典手术为例，介绍泌尿外科手术的护理配合。

一、单纯肾切除手术的护理配合

肾脏位置相当于第 12 胸椎至第 3 腰椎水平，右肾较左肾稍低 1～2 cm，右肾上极前方有肝右叶，结肠肝曲，内侧有下腔静脉，十二指肠降部；左肾前方与胃毗邻，前方有脾脏、结肠脾曲，脾血管和胰腺于肾的前方跨过。肾内侧缘有肾门，肾脏上内方有肾上腺覆盖。肾的被膜由外向内依次为肾筋膜、脂肪囊、纤维囊。

（一）主要手术步骤及护理配合

1. 手术前准备

术前备肾切除器械包和常用敷料包，准备高频电刀和负压吸引装置。待患者行全身麻醉后，医护人员共同放置患者 90°左侧卧位。手术医生进行切口周围皮肤消毒，范围为前后过腋中线，上至腋窝，下至腹股沟。手术划皮前巡回护士、手术医生和麻醉师三方进行 Time Out 核对患者身份、手术方式、手术部位等手术信息以及手术部位标识是否正确。

2. 主要手术步骤

（1）经第 12 肋下切口进后腹膜：传递 22 号大圆刀切开皮肤；电刀切开各层肌层组织及筋膜，传递无损伤镊配合；传递解剖剪分离粘连组织。

（2）显露肾周筋膜，暴露手术野：传递湿纱布和自动牵开器，撑开创缘。

（3）暴露肾门：传递 S 拉钩牵开暴露；遇小血管或索带，传递长弯开来钳夹，解剖剪剪断，缝扎或结扎。

（4）处理肾动脉、静脉：传递长直角钳游离血管，7 号慕丝线套扎两道；传递长弯开来 3 把，分别钳夹血管，长解剖剪剪断，7 号慕丝线结扎，小圆针 1 号慕丝线再次缝扎（图 8-17～图 8-19）。

（5）分离肾脏和脂肪囊：传递长弯开来、长剪刀分离。

（6）处理输尿管上段，移除标本：传递长弯开来 3 把，分别钳夹输尿管，长解剖剪剪断，7 号慕丝线结扎，小圆针 1 号慕丝线再次缝扎。

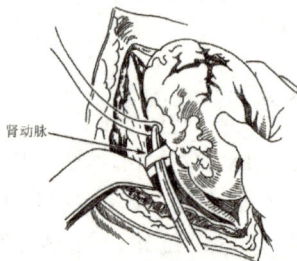

肾动脉

图 8-17　丝线套扎肾动脉

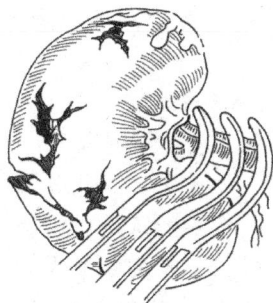

图 8-18　依次传递 3 把长开来钳夹肾血管

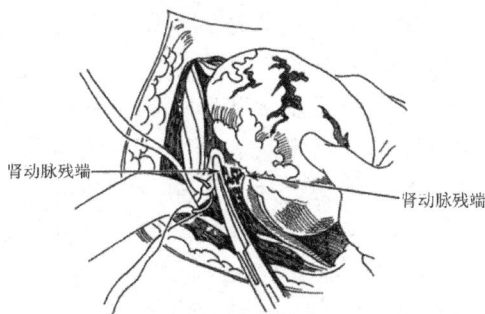

肾动脉残端　　　　　　　　　　　　　肾动脉残端

图 8-19　剪断后的肾动脉近段，用丝线缝扎

（7）放置引流管：传递负压球，角针 4 号慕丝线固定。

（8）关闭切口：圆针慕丝线依次关闭各层肌肉层及皮下组织；角针慕丝线缝合皮肤。

3. 术后处置

（1）术后皮肤评估：放置肾脏 90°左侧卧位的手术患者，术后巡回护士应及时与手术医生和麻醉师一同将患者由侧卧位安全翻转至仰卧位，重点检查受压侧的眼部和耳郭、手臂、肩部和腋窝、髂嵴、膝盖以及脚踝和足部的皮肤情况，该患者是女性患者，还应重点检查患者的乳房有无被压迫或损伤。

（2）导管护理：巡回护士协助麻醉师妥善固定气管导管；妥善固定负压球和导尿管，避免负压球管道受压或折叠于患者身下，同时观察负压球中引流液的色、质、量和通畅情况。

（3）术后常规工作：根据医嘱运送患者入麻醉恢复室；放置肾脏标本。

（二）手术中特殊情况及处理

1. 肾脏 90°左侧卧位，肾脏 90°侧卧位与胸外科 90°侧卧位的区别

待手术患者麻醉后，手术团队将患者身体呈一直线转成 90°左侧卧位，使右侧朝上。放置凝胶头圈于手术患者头下，避免眼睛、耳朵受压。将手术患者右侧上肢放于搁手架上层，左侧上肢放于下层。同时于紧靠腋下处放置胸枕，防止臂丛神经受损。然后分别用安全带固定两侧上肢，松紧适宜，露出手指。注意保护手术患者的乳房，避免受压。将肾区（肋缘下 3 cm 左右）对准腰桥，放置凝胶腰枕于脐下。于尾骶部和耻骨联合处分别放置大小髂托固定，并用小方枕保护。手术患者上方的右下肢伸直，下方的左下肢屈曲，并于两下肢接触处放置软垫，在膝部和踝部放置软垫垫高，固定下肢。改变手术床的位置，同时放低床头和床尾，达到"折床"效果，使肾区逐渐平坦，便于手术操作。

与胸外科 90°侧卧位相比，在放置肾脏 90°侧卧位时，下肢的摆放为"上直下屈"，而放置胸外科 90°侧卧位时下肢应为"上屈下直"。此外放置肾脏 90°侧卧位时尤其强调肾区必须对准腰桥。最后，在放置肾脏 90°侧卧位后，巡回护士须改变手术床使其达到"折床"效果。

2. 术中手术方式改为肾部分切除术

术前，巡回护士应完善术前访视，与手术医生取得沟通，提前准备可能因手术方式临时调整而需要的特殊器械、缝针、止血物品等手术用物。同时手术室护士应熟悉肾部分切除术的适应证和禁忌证，掌握专科知识，提高临床判断能力。

术中，洗手护士应密切关注手术进展，及时与主刀医生沟通，获知手术方式改变时，第一时间告知巡回护士，后者则迅速将特殊用物传递给手术台上使用。

"单纯肾切除手术"改变为"肾部分切除术"时，应提供下列

特殊器械、缝针等物品；血管阻断夹或 Santisky 钳，用于临时阻断肾动静脉血流；钛夹钳和钛夹，用于切除肿瘤时，夹闭小血管；2/0 或 3/0 可吸收缝线，用于缝合肾实质、肾包膜；止血纱布、生物胶等，用于覆盖肾脏创面进行止血。

3. 关闭切口前，发现缺少纱布

巡回护士应第一时间告知手术医生及麻醉师清点数量错误，并得到肯定回复，在手术患者情况允许下，暂停手术。洗手护士和手术医生共同在手术区域进行搜寻，包括体腔切口、无菌区以及视力可及范围。巡回护士在手术区域外围进行搜寻，包括地面、纱布桶、一次性物品丢弃桶、生活垃圾桶等。

当遗失的物品找到时，巡回护士和洗手护士必须重新进行一次完整的清点，数量正确后告知手术团队，手术继续进行。

当遗失的物品未能找到时，巡回护士应汇报护士长请求支援，同时请放射科执行术中造影，并让专业放射学医师读片，确定患者体腔切口内无异物遗留，手术医生可关闭切口。

记录事件经过、所采取的所有护理措施以及最终搜寻结果，并根据相关流程制度上报事件。

二、前列腺癌根治手术的护理配合

前列腺位于耻骨后下方，直肠前，尿道生殖膈上方，由围绕尿道周围的腺体和其外层的前列腺腺体所组成。盆腔筋膜包裹前列腺形成前列腺筋膜，而前列腺实质表面有结缔组织和平滑肌构成前列腺固有囊。在前列腺筋膜鞘和囊之间还有前列腺静脉丛。

近年来，随着我国社会老龄化现象日趋严重以及食物、环境等改变，前列腺癌发病率迅速增加。前列腺癌多数无临床症状，常在直肠指检、超声检查或前列腺增生手术标本中偶然发现。前列腺增生手术时偶然发现的 I 期癌可以不做处理严密随诊。局限在前列腺内的第 II 期癌可以行根治性前列腺切除术。第 III、IV 期癌以内分泌治疗为主，可行睾丸切除术，必要时配合抗雄激素制剂。

（一）主要手术步骤及护理配合

1. 手术前准备

准备前列腺切除器械和常用敷料包。准备高频电刀、负压吸引装置和等离子 PK 刀。实施全身麻醉后，巡回护士为手术患者放置仰卧位，可根据手术要求于骶尾部垫一小方枕，腘窝处垫一方枕。手术医生进行切口周围皮肤消毒，范围为上至剑突，下至大腿上1/3，两侧至腋中线。

2. 主要手术步骤

（1）留置导尿管：传递无菌手套，留置双腔导尿管，并用小纱布固定。

（2）经耻区正中切口进腹：传递 22 号大圆刀切开皮肤；电刀切开皮下组织，分离腹直肌，打开筋膜，传递解剖剪和湿纱布配合（图 8-20）。

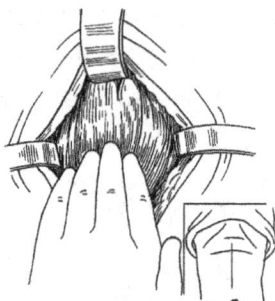

图 8-20　经耻区正中切口进腹

（3）清扫髂外血管处的淋巴结：台式拉钩暴露，传递无损伤镊和解剖剪进行清扫，遇血管传递钛夹闭合。清扫取下的淋巴结送病理检验。

（4）暴露手术野、分离筋膜：传递湿纱布垫于切口两侧，传递前列腺拉钩和大 S 拉钩暴露；传递无损伤镊、解剖剪分离筋膜。

（5）切断耻骨前列腺韧带，暴露耻骨后间隙：传递长弯开来、长解剖剪或等离子 PK 刀切断韧带；传递拉钩或自制纱布包裹卵圆钳进行暴露。

（6）暴露、切断阴茎背深静脉：长弯开来、无损伤镊和解剖剪切断血管，可吸收缝线缝扎。

（7）切开尿道前壁，缝线悬吊备吻合：传递可吸收缝线于尿道远端悬吊 5 针。

（8）切断尿道，处理膀胱颈部及前列腺韧带和精囊，接取标本：传递 PK 刀进行离断。

（9）留置三腔导尿管，膀胱尿道吻合：传递持针器，配合将之前悬吊备用的无损伤缝针吻合尿道与膀胱颈相应的位置。

（10）冲洗膀胱：传递装有生理盐水的弯盘和针筒，冲洗膀胱内血块；与巡回护士一同连接膀胱冲洗液冲洗。

（11）放置负压引流管、关闭切口：传递负压球，角针慕丝线固定；传递圆针慕丝线依次缝合各层肌肉；角针慕丝线缝合皮肤。

3. 术后处置

（1）导管护理：巡回护士协助麻醉师妥善固定气管导管；妥善固定负压球观察负压球中引流液的色、质、量和通畅情况；妥善固定三腔导尿管，轻轻向外牵拉，并牵引固定于大腿内侧，压迫膀胱颈部，同时观察集尿袋中尿液颜色是否变化。

（2）术后皮肤评估：进行前列腺癌根治术的患者往往为老年患者，术后须仔细检查患者的皮肤情况，尤其是骶尾部、足跟、肩胛骨、手臂、肘部和枕部皮肤。

（3）术后常规工作：根据医嘱运送患者入麻醉恢复室，并进行特殊交接；放置髂外血管处清扫的淋巴结以及前列腺标本。

（二）围手术期特殊情况及处理

1. 老年患者的围手术期处理

（1）完善术前对老年手术患者的护理评估：术前护理评估包含三方面，分别是全身系统的基本指标（包括皮肤状况、心理状态、营养状态、日常活动能力等）、慢性疾病史（包括关节炎、白内障、老年性耳聋、尿路感染、循环系统疾病、骨质疏松、高血压、糖尿病等）和药物服用史（包括抗抑郁症药、阿司匹林、非甾体类抗炎药、溴化物等）。

（2）防止老年手术患者坠床：年龄、慢性疾病、服用特殊药物、手术要求（摘除眼镜和助听器）、环境的陌生，均是引起老年手术患者围手术期坠床的高危因素。因此手术室护士必须全程看护，包括麻醉准备室、手术通道、麻醉恢复室等。并且提供护栏、约束带等防坠床工具。

（3）预防围手术期低体温的发生：由于减缓的新陈代谢和较低的基础体温，老年手术患者更易在围手术期过程中发生低体温，因此一系列的预防低体温措施必须给予提供，包括术前预热、升高室温、被动性保温（盖被、添加袜子）、主动性升温（使用变温毯、热空气动力装置的使用）、加热补液等。

（4）预防压疮发生：老年手术患者的皮肤具有轻薄、干燥、容易起皱等特征，此外年龄、慢性疾病等都是引起老年手术患者发生围手术期压疮的高位因素。因此手术室护士应对每一位老年患者进行压疮危险因素评估与皮肤检查。特殊体位使用的配件（软垫、凝胶垫）、适当按摩、维持皮肤干燥等。

（5）防止因手术体位造成损伤：由于老年手术患者多伴有骨质疏松症，在放置侧卧位或截石位的过程中，容易损伤腰椎或股骨头，引起骨折。因此手术室护士在放置侧卧位或俯卧位时，手术团队应协作使患者在体位更换过程中，始终保持整体躯干成一直线；在放置截石位时，应缓慢举起或放下双腿，同时避免髋关节过分的旋转。此外由于老年手术患者皮肤较为脆弱，手术室护士在放置体位过程中，应避免皮肤有压迫、触碰或损伤。

（6）防止深静脉血栓发生：由于减缓的循环血流、降低的心排血量、脱水以及低体温等，使老年患者成为围手术期发生深静脉血栓的高危人群。手术室护士应在术前进行深静脉血栓风险评估，确定高危人群；术中预防性使用防深静脉血栓袜（TEDs）或使用连续压力装置（SCDs）主动防止血栓的形成。

（7）术后麻醉恢复室的关注点：老年手术患者术后生理与心理都随着年龄的增长而改变，因此麻醉护士应加强监测和护理，确保患者在恢复室中的安全与舒适，包括呼吸道的管理、循环系统改变的监测、出入量管理、正确评估意识和有效唤醒、疼痛管理与心理调适以及皮肤的再次评估。

2. 等离子 PK 刀的使用和保养

(1) 等离子 PK 刀的连接及操作步骤如下：正确放置机器及踏脚→连接电源→打开总开关，机器自检→出现"Power on test 19"→打开面板开关显示"Selt Test"→显示"Connect PK cable"→连接线插入插孔→连接 PK 刀刀头→机器自动调节功率（开放性手术为70～80）→正确使用判断效果→拆卸 PK 刀刀头，拔除连接线→关闭面板开关，关闭总开关。

(2) 等离子 PK 刀术中及术后的保养：手术过程中，洗手护士应正确将等离子 PK 刀头的连接线传递给巡回护士连接；术中应随时保持 PK 刀头干净、无焦痂，可使用无菌生理盐水纱布在每次使用后对刀头进行擦拭。手术结束后，洗手护士应完全拆卸 PK 刀的通道阀及可张开钳夹部，将其浸没于含酶清洗剂中 10～15 min，再用柔软的刷子在流动水下擦洗表面血迹，用高压水枪冲洗各关节和内面部位，用柔软的布料擦干，压缩空气吹干。在运输、包装、灭菌期间防止 PK 刀的连接线扭曲或打折，应顺其弧度盘绕。等离子 PK 刀应由专人负责保管与登记，每次使用等离子 PK 刀结束，均应登记使用情况。如术中发生使用故障应及时联系工程师进行检验和修复。

3. 携带心脏起搏器的患者电外科设备的使用

携带心脏起搏器入手术室的患者，可能由于术中电外科设备的使用干扰，引起心律失常、室颤甚至心脏停搏。

(1) 术前咨询心脏起搏器生产商及心内科医生相关注意事项，并请专业人员将心脏起搏器调节为非同步模式。

(2) 术前，巡回护士必须准备体外除颤仪于手术间，呈随时备用状态。

(3) 术中提醒手术医生尽可能使用双极电凝；如果必须使用单极电刀，则尽可能使用最小功率，同时保证单极电刀与电极板放置的位置尽量接近，且两者在手术中使用位置尽量远离心脏起搏器，使电流回路不经过起搏器和心脏。术中严禁在接触患者之前触发单极电刀开关。术中手术团队应使电外科设备的连接线尽量远离心脏起搏器和起搏电极导线。

（4）术中巡回护士采取保暖措施，防止因环境温度低而出现寒战，使起搏器对肌电感知发生错误，导致心律失常。

（5）对于携带心脏起搏器的手术患者，巡回护士应该在单极电刀使用过程中密切监测心电图情况，包括心率、心律、心电波形等，发现异常情况立即和手术医生、麻醉师沟通。

第六节　五官科手术

口腔颌面外科是一门以外科治疗为主，研究口腔器官（牙、牙槽骨、唇、颊、舌、腭、咽等）、面部软组织、颌面诸骨（上颌骨、下颌骨、颧骨等）、颞下颌关节、涎腺以及颈部某些相关疾病的防治为主要内容的学科。口腔颌面外科具有双重属性。一方面，为了防治口腔颌面部疾病的需要，口腔颌面外科与口腔内科学、口腔正畸学、口腔修复学等有关学科不能截然分割；另一方面，由于它本身的外科属性，又与普通外科学、整形外科学以及内、儿科学等有着共同的特点与关联。

一、腭裂修复手术的护理配合

腭裂是一种常见的先天性畸形。腭裂不仅有软组织畸形，大部分腭裂患者还可伴有不同程度的骨组织缺损和畸形。腭裂修复术的目的是闭合裂隙，修复腭咽的解剖结构，达到正常的发育和发音效果。小儿腭裂手术时间是1岁半到2岁左右，同时需要体重在12 kg以上，无发热咳嗽流鼻涕等现象，无心肝肾等系统性疾病。

（一）主要手术步骤及护理配合

1. 手术前准备

手术患者取仰卧位，垫肩，头后仰并放低，行全身麻醉。按照颌面部手术铺巾法建立无菌区，用三角针慕丝线固定气管导管。

2. 主要手术步骤

（1）切口：传递腭裂开口器及压舌板充分暴露手术野；做切口前用含肾上腺素的局麻药或生理盐水做局部浸润注射；传递11号刀片在两侧腭黏膜及裂隙边缘上做切口（图8-21）。

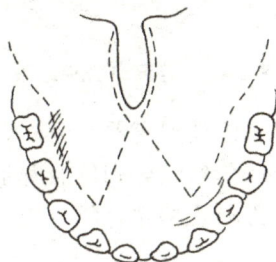

图 8-21　切口设计

（2）剥离黏骨膜瓣：传递剥离器插入切口中将硬腭的黏骨膜组织全层完整翻开（图8-22），传递肾上腺素纱布擦拭止血。

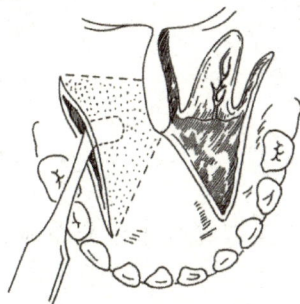

图 8-22　剥离黏骨膜瓣

（3）游离血管神经束：传递长镊子及剥离器沿血管神经束深面进行剥离（图8-23）。

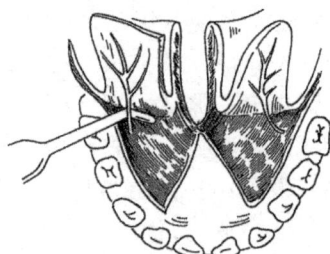

图 8-23 游离血管神经束

（4）分离鼻腔黏膜：传递剥离器，分离鼻腔黏膜与腭骨。

（5）缝合：传递圆针慕丝线分别缝合鼻腔黏膜（图 8-24），软腭部肌层及悬雍垂、软腭和硬腭黏骨膜（图 8-25）。

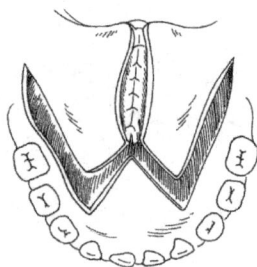

图 8-24 缝合鼻侧黏膜

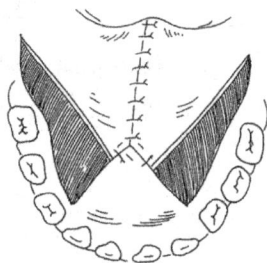

图 8-25 缝合肌层及口腔侧黏膜

（6）填塞创口：传递可吸收止血纱布或碘仿纱条填塞于松弛切口的创腔内。

3. 术后处置

转运手术患者途中严密监测神志、血压、心率、氧饱和度等生命体征。使用约束带及护栏，防止手术患者躁动，保障安全；与病房做好交接班。妥善处理术后器械及物品。

（二）围手术期特殊情况及处理

1. 腭裂手术的体位及小儿的手术体位的注意事项

（1）体位要求：肩、背部垫高，头部后仰，使口腔、气管、胸骨尽可能在同一平面，以使上腭立起，充分显露术野。

（2）放置方法：手术患者取仰卧位，肩、背部垫长枕，头部后仰，两侧用沙袋加以固定防止头部转动。

（3）小儿手术体位放置的注意事项：①小儿患者颈部较短，过高的长枕易使颈部过伸，腰背部拉伤，应使用合适高度的长枕而不是只注意后仰的程度。②放置此体位时颈后悬空，容易引发颈部损伤，应给予棉垫或无菌巾垫于颈后加以支撑。③小儿皮肤较嫩、肺泡发育不成熟、呼吸运动弱，因此安置体位时应做到动作轻柔，固定要安全牢固。

2. 术中防止小儿患者术中体温过低

（1）使用温毯：对于小儿患者且进行有可能出血较多的手术，术前应备好变温毯。

（2）注意保暖：患儿进入手术室后立即给予加盖棉被，术前的各种操作要注意保暖，避免小儿患者长时间暴露。

（3）使用温热的补液：提前准备好温热的补液进行输液，防止因输入低温液体造成体温下降。

（4）注意观察：监测患者的生命体征及出血量，及时调整输液速度。

3. 有效地维护气道通畅

小儿呼吸道较短，固定相对困难，极易发生气管插管滑脱、扭曲等情况，应加强护理。

（1）术前用胶布将气管导管妥善固定于患者口腔一侧，在消毒、铺巾时，避免牵拉气管导管。

（2）手术开始前使用缝线将导管重新固定，防止手术操作时将导管带出。

（3）术中及时清理口腔内的血液及分泌物，防止液体进入气道内。

（4）术中避免挤压、牵拉气管导管，注意观察导管有无滑脱。

（5）手术结束时不要拆除固定导管的缝线，直至拔管时才能拆除。

4．术中吸引装置发生故障的处理

吸引装置能够及时吸出手术液的血液及分泌物，保持术野清晰，对于手术非常重要。术前应配备两套吸引装置，并保证两套吸引装置均处于良好的工作状态。术中发生吸引装置故障应及时更换备用装置，保证手术顺利进行。及时排查故障原因，从上至下依次检查吸引管路，找出症结所在；如故障发生在吸引装置上，及时予以更换以保证处于良好的工作状态，如故障发生在中心吸引管路内，应立即启用电动吸引装置以保证手术顺利进行。

二、腮腺切除手术的护理配合

腮腺位于两侧面颊部耳朵的下方，是人体最大的唾液腺。在口腔颌面部肿瘤中，涎腺肿瘤发病比例较高。在不同的解剖部位中，腮腺肿瘤的发病率最高，约占 80％以上。

（一）主要手术步骤及护理配合

1．手术前准备

手术患者取仰卧位，头偏向健侧，行全身麻醉。按照颌面部手术铺巾法建立无菌区，用三角针慕丝线或无菌贴膜固定气管导管于口腔。用小块挤干的消毒棉球填塞于外耳道内。

2．主要手术步骤

（1）设计切口：用无菌记号笔沿耳屏前绕过耳垂往下至下颌角作 "S" 形切口设计。

（2）翻瓣：按切口设计，传递 22 号大圆刀切开皮肤，电刀切开皮下组织及阔筋膜；传递血管钳牵开皮瓣，电凝止血，直至显露腮腺前缘、上缘和下缘为止。

（3）分离面神经主干及分支：传递血管钳钝性分离腮腺后缘与胸锁乳突肌寻找面神经总干，继续沿面神经总干钝性分离，传递组织剪，剪开腮腺组织，以暴露颞支和颈支，再向远心端解剖其余各分支，用慕丝线结扎，电凝止血。

（4）腮腺浅叶切除：传递解剖剪逐步将腮腺浅叶剪开、剥离直至完全分离，用慕丝线结扎腮腺导管。切除腮腺浅叶及肿物。

（5）处理伤口：传递 0.25％氯霉素溶液及生理盐水冲洗伤口，电凝止血，放置引流管，逐层缝合伤口。

3. 术后处理

伤口加压包扎消除无效腔，固定引流管。

（二）围手术期特殊情况及处理

1. 保证患者手术部位正确

（1）术前核对：患者进入手术室前，由手术室巡回护士，病房护士与患者或患者家属进行双向沟通，包括核对患者姓名、性别、病区、床号、住院号、手术名称、手术部位、手术用物、皮肤准备情况等，与病区护士共同核对患者腕带上的信息。

（2）麻醉前核对：由麻醉医师、主刀医师及手术室护士对照病历牌及腕带进行三方核对，确保患者姓名，麻醉方式，手术方式，手术部位正确并在三方核对单上签名。

（3）手术前核对：主刀医师动刀前，由麻醉医师、主刀医师及手术室护士再次进行三方核对，确认无误后方能进行手术。

（4）手术后核对：手术结束患者离开手术室前，由麻醉医师，主刀医师及手术室护士对留置导管、有无病理标本、患者去向等进行核对，无误后患者才能离开手术室。

2. 术中细小物品的管理

口腔科手术经常使用细小的物品，手术室护士有责任加强管理，避免物品遗留体腔，重点做好以下工作。

（1）外耳道的护理：由于手术区域靠近外耳道，而耳道内无法彻底消毒，于是医生常会用一小块消毒棉球封闭外耳道，所以腮腺区手术除了常规需要清点的纱布、缝针外，还需将此消毒棉球列入清单范围，术中密切观察棉球是否仍在外耳道内，手术结束及时提醒医生将棉球取出。

（2）缝针遗失：如术中发现缝针等细小物品掉落，巡回护士应立即捡起置于固定位置（如器械车第二层），方便术后核对。

（3）物品遗失：如术中用物不慎遗失，应立即寻找，并予以摄片，经医师读片，多方确认遗失的物品不在患者伤口内才能予以关闭伤口。

三、白内障超声乳化吸出联合人工晶体植入手术的护理配合

眼科手术由于眼的解剖、结构的精细复杂和生理功能的特殊性，体现了极强的专科性。此外精细手术器械的使用与显微镜下眼手术的普及，推动着眼科手术进入精细化、准确化和安全化的新阶段。下面以经典白内障手术为例，介绍眼科手术的护理配合。

晶状体为无色富有弹性的透明体，形态像双面凸透镜，位于玻璃体前表面与虹膜之间的前房内。晶状体分为前、后两面，相连部分称为赤道；晶状体与睫状体相连的纤维组织称为悬韧带，维持晶状体的位置固定。

由于各种原因导致的晶状体混浊均称为白内障，分为先天性与后天性，后天性白内障是由于出生后因全身疾病或局部眼病、营养代谢异常、中毒及外伤等原因所致的晶状体混浊。白内障超声乳化吸出联合人工晶体植入手术是用一个具有超声震荡功能的乳化针，经过很小的切口伸入眼球内，乳化针头有规则地高频震荡在眼内把白内障击碎，并且乳化吸出晶状体核与皮质，保留晶状体后囊膜以便能植入人工晶状体这一过程。手术具有时间短、切口小、术后反应轻等优点，被广泛接受。

（一）主要手术步骤及护理配合

1. 手术前准备

（1）器械及敷料准备：眼科器械、白内障显微器械及常用敷料包。

（2）仪器及特殊物品准备：白内障超声乳化仪、手术显微镜、超声乳化手柄、I/A（灌注/抽吸）手柄、人工晶体。

（3）消毒准备：首先巡回护士协助手术医生，用生理盐水进行手术眼的清洁冲洗。再用含消毒液的棉球依次由内向外、由眼睑向眼眶及外缘皮肤消毒两次。

（4）术前核对：手术室护士和手术医生共同核对手术患者身份、手术方式、手术部位、麻醉方式、植入人工晶体型号、有效

期、手术部位标识。

2. 主要手术步骤

(1) 牵开眼睑：传递开睑器牵开上下眼睑。

(2) 切开透明角膜旁切口：传递角膜穿刺刀。

(3) 做巩膜隧道切口：传递巩膜穿刺刀。

(4) 注入黏弹剂：传递注有黏弹剂的注射器。

(5) 撕囊：传递撕囊镊、撕囊针配合。

(6) 水化分离：传递冲洗针头，缓慢注入平衡灌注液分离晶状体核、皮质。

(7) 超声乳化：连接超声乳化导管和手柄，传递劈核器配合。

(8) 清除晶状体残留皮质：将超声乳化仪调至注吸档，更换I/A（灌注/抽吸）手柄。

(9) 植入人工晶体：传递晶体植入镊和晶体植入器配合。

(10) 水化封闭角膜切口：按需提供 10/0 不可吸收缝线。

(11) 覆盖切口：使用硝酸毛果芸香碱滴眼液或金霉素眼膏涂于术眼，依次覆盖眼垫和眼罩。

(二) 围手术期特殊情况及处理

1. 术中白内障超声乳化仪的使用

(1) 白内障超声乳化仪操作步骤：连接电源→打开主机、电源开关→选择对应的操作模板→检查模板内超声能量、流速等是否符合要求→连接超声，乳化手柄→安装超声，乳化管道→确认连接正确→打开进水管道的开关→进行机器自检→仪器进入"PHACO"工作状态。

(2) 手术过程中使用白内障超声乳化仪及术后处理注意事项：①操作前确保外接电源电压与仪器的电源电压相符，防止突然断电对机器造成不必要的损伤。②灌注瓶的高度决定了术中相对灌注压和流速的大小，因此为保证术中眼内充盈，需要确保灌注流速大于流出流速，一般将灌注液调整至高于患者头部60～70 cm距离，术中随时根据需求调整高度，密切关注灌注液余量，不可空滴。③操作过程中，超声乳化仪的连接线及所有管道应妥善固定，不应弯曲或打结。④手术结束仪器清洁前先关闭电源，用湿抹布擦拭机身和脚踏，超声乳化手柄和配件用蒸馏水冲洗，以免发生阻塞，禁用超声清洗设备清洗手柄。⑤术后将超声乳化手柄连接线保持自然弯曲，呈圈状保存，勿过分弯曲打折。⑥超声乳化仪手柄及乳化针头应由专人定期维护、保养并记录。

2. 局部麻醉下的手术患者处理

（1）完善术前评估。①心理评估：术前评估手术患者的精神状态是否适合进行局部麻醉。当患者由于高度紧张、忧虑或极易激动兴奋等精神状态导致不能配合麻醉和手术时，应及时和手术医生沟通，改变麻醉方式。②基本情况评估：巡回护士术前对患者的基本情况进行充分评估。内容包括年龄、一般生命体征、过敏史、是否禁食、体重、焦虑或抑郁指数、慢性疾病史（包括咳嗽、颤抖等可能妨碍术中操作的症状）、药物治疗情况、是否能长时间承受手术体位及术中铺巾遮盖脸部。③疼痛评估：巡回护士于术前评估患者痛阈及控制疼痛的能力。

（2）信息支持：巡回护士术前给予患者充足的手术信息支持，包括手术全程中可预期的事件，如消毒、局部麻醉、身体位置的改变等；术中疼痛的程度和性质，并且教患者学会缓解疼痛的方法；术后可能出现的症状和体征。

（3）掌握局麻药物的药理学理论：手术室护士必须对局麻用药护理有充分的药理学理论基础给予支持，能够识别局麻药物的预期作用以及变态反应和毒性反应。手术团队应协作使局麻用药量尽可能减少，巡回护士应正确评估患者疼痛程度，手术医生应正确使用局麻药剂量，尤其是儿童患者或婴幼儿，必须严格按照体重计算局麻药物的使用剂量，在注射局麻药物时须缓慢、递增注射。

当大剂量局麻药物被患者快速吸收时，可能会引起局麻药物的毒性反应，常见的毒性反应包括患者自觉有金属味、舌唇麻木、耳鸣、头晕目眩、晕厥、意识模糊、视觉障碍、颤抖、癫痫、毒性反应初期的心动过速和血压升高、毒性反应后期的心动过缓和血压降低、室性心律失常、心搏停止、呼吸抑制。

（4）护理监测：巡回护士应对局麻手术患者进行手术全程的护理监测，包括心率和心律、呼吸频率、意识水平、局麻药用量、疼痛水平、对局麻药物的反应等，一旦发现患者监测指标有明显改变，应及时报告手术医生。

（5）急救准备：当患者进行局麻时，手术房间内应备有常用急救药物、氧气装置、吸引装置、心肺复苏仪器等急救物品，以应对局部麻醉过程中可能出现的意外事件。

3. 人工晶体植入物的管理

巡回护士妥善保管随患者一同带入手术室的人工晶体。术前巡回护士与手术医生仔细核对术中可能用及的人工晶体。术中植入人工晶体前，巡回护士与手术医生再次共同核对手术患者、人工晶体类型、度数及术前植入物使用知情同意书。巡回护士必须严格核对人工晶体的灭菌有效期、外包装完整性，确认无误方能将人工晶体拆去外包装，传递给手术医生植入。人工晶体植入后，巡回护士应按照植入物登记的相关规定，将植入物标签存放于病例中，并记录植入物的相关信息。

第七节　整形外科手术

整形外科，主要通过外科手术和组织移植等手段，医治人体缺损、缺陷或畸形，从而达到改善形态、恢复或重建功能，甚至使正常形态更加美化的外科分支。整形外科手术具有涉及范围广、手术操作精细、强调低创伤、与多个学科交叉以及手术操作步骤变化多的特点。我国的整形外科开始于新中国建立前后，近 20 多年来，整形外科有了长足发展，专业进一步细化，修复手段也从以往简单的宏观方法发展出显微外科修复等较为微观的和复杂的方法，机体缺陷的修复与重建的手段更多更先进，使手术后的外形更加完美、功能的恢复更加完全。

一、切疤植皮术的护理配合

植皮术是在自身健康皮肤处（供区）取下一部分皮肤，用来覆盖切除了瘢痕的区域（受区）。一般情况下，自体皮肤移植成功的概率很大。可是所有的植皮，都会在供区留下瘢痕。

（一）主要手术步骤及护理配合

1．手术前准备

手术患者取仰卧位，行全身麻醉。切口周围皮肤消毒范围为：距离切口上下各 20 cm 整段肢体，手术铺巾建立无菌区域。

2．主要手术步骤

（1）切除左前臂瘢痕组织：根据手术需要先在瘢痕区域皮下注射肾上腺素水，传递 22 号大圆刀切开皮肤，电刀游离切除全层瘢痕组织。

（2）测量瘢痕切除区域需要的植皮皮肤大小：传递无菌钢尺测量长宽，在手术患者左侧大腿供皮区用记号笔标记取皮范围。

（3）供皮区取皮：本案例使用取皮鼓取皮。取皮鼓准备步骤包括：①用洁净纱布擦拭鼓面，置于鼓架上，鼓面朝上锁定。用取皮双面胶纸去除鼓面杂质。②鼓面再贴双面胶纸，要求胶纸完全贴合鼓面无气泡。③用取皮胶纸粘除供皮区皮肤表面油脂和污垢。④安装取皮刀片于取皮鼓上，根据所需皮肤厚度调节刻度，用凡士林纱布润滑刀片，操作过程中注意自身保护，勿被刀片伤及。完成取皮鼓准备后，即可开始取皮，步骤如下。

取皮：术者左手握鼓柄，右手握刀柄，将鼓的前缘与供皮区涂胶区前缘悬空对齐，然后按压使鼓面与皮肤接触，持续下压并略向前推，同时将鼓稍向后滚动，右手持刀做拉锯样动作，开始取皮。手术者左手将鼓下压、后滚，右手将刀做拉锯状切皮，两个动作配合协调，才能顺利切取皮肤。切皮进程中同时注意鼓的两侧，如果一侧切下皮肤比所需的要宽，则稍抬该侧；如果一侧所切皮肤比所需宽度要窄，则稍将该侧鼓下压，以调整取皮宽度。

止血：用肾上腺素纱布覆盖供皮区创面止血。

包扎：无菌凡士林纱布覆盖创面，多层纱布棉垫加压包扎。

（4）受皮区域植皮：①将取下的皮片按原先的标记修剪以适合受皮区，三角针慕丝线将皮片边缘和创缘缝合，根据手术需要可在皮片上戳孔引流。②包扎前，用0.25％的氯霉素溶液冲洗净皮片下积血。③以无菌凡士林纱布覆盖受区皮片，其上再覆盖多层网眼纱布，用绷带加压包扎。④或在缝合创缘与皮缘时，保留长线，缝合完毕后，皮片表面盖一层无菌凡士林纱布，再放适量的网眼纱布，将预留的长线分为数组，然后相对打包加压结扎。

3. 术后处置

手术患者进入恢复室观察后转运回病房，进行交接。处理术后器械及物品。

（二）围手术期特殊情况及处理

1. 除取皮鼓的取皮方法

如不适合使用鼓式取皮，则可采用取皮刀片取皮法或滚轴刀取皮法。

（1）取皮刀片取皮法：取皮刀片及供皮区涂抹适量的润滑剂。助手双手掌将供皮区压紧绷平；或术者及助手各用一块木板置于供皮区两端，使供皮区皮肤绷紧，术者可徒手持取皮刀片，或用血管钳、小取皮刀架夹持保险刀片，将刀片从一端开始向另一端作前、后幅度不大的移动或拉锯式的推进。一般讲，刀片和皮肤表面呈10°～15°。标准表层皮片为半透明状，平整、边缘不卷曲，供皮区创面呈密密麻麻的小出血点。当皮片大小达到所需要时，将皮片切取下。

（2）滚轴刀取皮法：手术者以优势手握住刀柄，将取皮刀压在皮肤上，宽度根据需要而定。下刀时刀片和皮肤表面呈40°，然后角度可调小到20°左右，也可根据情况进行调整。将滚轴作拉锯式、前后幅度不大的移动，由一端向另一端滑动，直至取得所需要大小的皮片。

2. 稀释肾上腺素溶液的配制

肾上腺素溶液利用了肾上腺素收缩血管的作用，切开皮肤前在皮下进行注射，以减少切割时的出血量。一般是 10 mL 生理盐水 ＋3 滴肾上腺素，将肾上腺素溶液浓度稀释为大约 1 mg/mL。当手术患者有高血压时应慎用。手术部位为身体末端血管细小的部位时，如指（趾）端、阴茎，则禁用，防止因血管收缩而导致局部缺血坏死。

二、腹壁下动脉穿支皮瓣自体组织移植乳房再造术的护理配合

腹壁下动脉穿支皮瓣自体组织移植乳房再造术（deep inferior epigastric perforator，DIEP）是一种乳癌术后重建乳房的手术方式，原理是将腹部的皮肤、皮下脂肪、血管等组织转移到胸部，重建缺失的乳房。DIEP 是游离皮瓣，意味着腹壁组织整块切取下来被移植到胸部，将腹部的血管连接到胸部的血管术中难度较大。手术中需要使用显微镜，这就是 DIEP 被称为显微外科手术的原因。DIEP 从 90 年代早期开始被应用于临床，但由于手术比较复杂，一般都是由掌握游离皮瓣移植显微外科技术的整形外科医师完成。

DIEP 并不是适合所有的乳腺癌患者，如果患者供区组织足够用于重建其单侧或双侧乳房，则是很好的选择。通常腹部接受过手术的患者并不是 DIEP 的禁忌（比如子宫切除术、剖宫产、阑尾切除术、肠切除术、抽脂等）。DIEP 不适宜于以下患者：①供区脂肪不足（已有腹部皮肤或脂肪的切除手术史）；②腹壁皮肤和脂肪不够覆盖受区；③有烟瘾（腹部切口愈合慢，脂肪组织容易转变为瘢痕组织）。

（一）手术主要步骤和护理配合

1. 手术前准备

手术患者行全身麻醉，取仰卧位，患侧手臂外展≤90°。术者测量胸部受区的大小，计算所需皮瓣体积，并在腹部确定相应供区位置和大小。将受区和供区用记号笔在体表做好标记。切口消毒范围为：上至锁骨和颈部，下至大腿上 1/3，两侧至腋中线，按照乳癌手术切口加腹部手术切口范围铺巾建立无菌区域。

2. 手术主要步骤

（1）创面暴露：胸部按照标记好的切口范围切除原有的乳癌手术瘢痕，暴露受区创面，游离出胸廓内动静脉。术中主要使用的器械有：刀柄22号大圆刀、血管钳（或蚊式钳）、骨膜剥离器、电刀、双极电凝、吸引器、小拉钩、结扎线。

（2）腹部皮肤、皮下脂肪切取：腹部按照术前的标记作横行梭形切口，切取皮肤、皮下脂肪，暴露并游离出腹壁下动静脉，血管切取长度必须足够供后续行血管吻合之用。术中主要使用的器械：刀柄22号大圆刀、血管钳（或蚊式钳）、电刀、双极电凝、吸引器、小拉钩、结扎线、橡皮引流片。

（3）腹部切口缝合：将皮瓣取下，腹部切口仔细止血后做横行的切口线性缝合，创面可视情况放置引流管以防止创面积血积液。术中主要使用的器械：血管钳（或蚊式钳）、电刀、有齿镊，圆针、角针、缝线、引流管。

（4）血管吻合：将皮瓣修剪以适应受区所需后在显微镜下做血管吻合。这是整个手术中耗时最长，手术难度最大的步骤。血管吻合的成败直接决定皮瓣存活与否。需要给术者以及助手安静平和的环境保证手术质量。术中主要使用的器械：血管吻合专用器械、显微镜、血管缝线。

（5）皮瓣缝合：血管吻合后观察皮瓣血供确认无缺血坏死后，将皮瓣缝合于受区，手术完成。创面根据情况放置引流管防止积血积液。术中主要使用的器械：血管钳（或蚊式钳）、电刀、皮镊，圆针、三角针、缝线、引流管。

3. 术后处理

创面皮肤需用纱布棉垫加压包扎，将皮瓣中央区域露出以利于术后观察皮瓣存活状态。将患者送恢复室观察后转回病房，进行交接。处理术后器械和设备。

（二）围手术期特殊情况及处理

1. 术中显微镜及精细的显微手术器械的管理

显微外科是利用光学放大，即在放大镜或显微镜下，使用显微器材，对细小组织进行精细手术的学科。显微外科需要手术显微镜和放大镜、显微手术器材、显微缝合针线等。显微镜和显微器械是 DIEP 手术中的重要器械，手术显微镜的要求包括：①放大镜 6～30 倍自动变化。②工作距离 200～300 mm，可根据需要调整。③至少有两套双筒目镜，视场较大，影像正立。④同轴照明的冷光源。⑤轻便、操作灵活。⑥有参观镜、照相机、摄像系统。显微手术器械具体包括：手术剪、手术镊、血管夹等。显微手术器械要求小型、轻巧、纤细、无磁性。血管吻合器械属于精细器械，手术后应分开单独清洗，以保护利刃及尖端部分。

2. 显微外科手术常用血管冲洗液的配制

常用的显微外科血管冲洗液由 200 mL 生理盐水＋20 mL 2％利多卡因＋12 500 U 肝素组成。利多卡因可防止血管因刺激而发生痉挛，肝素可防止血栓形成，保证血管吻合过程中及吻合后血液可以正常通过吻合口，保证血管吻合的成功。

第八节　妇产科手术

一、剖宫产手术的护理配合

剖宫产术是指妊娠≥28 周，经切开腹壁及子宫取出胎儿及其附属物的手术，是处理高危妊娠和异常分娩的重要手段。主要术式有 3 种。

（一）子宫下段剖宫产术

妊娠晚期（≥34 周）或临产后，经腹，切开子宫下段取出胎儿及附属物的手术。该术式切口愈合良好，术后并发症少，临床广泛使用。

1. 适应证

（1）绝对指征：头盆不称、骨产道或软产道异常、横位、胎盘早期剥离、脐带脱垂。

（2）相对指征：①胎儿因素：胎儿窘迫、臀位、多胎妊娠等。②母体因素：妊娠合并心脏病、前置胎盘、过期妊娠、重度妊高征、其他妊娠并发症（如糖尿病、肾病、重症肝炎等）、巨大儿、有剖宫产史、引产失败等。

2．麻醉方式

硬膜外麻醉或腰－硬联合麻醉。

3．手术切口

下腹正中纵切口或下腹耻骨上横切口。

4．手术体位

仰卧位或左侧倾斜 $10°\sim15°$。

5．手术步骤及护理配合

（1）常规耻区手术野消毒、铺单。

递擦皮钳夹小纱布蘸碘酒、乙醇消毒皮肤，铺无菌单。

（2）切开腹壁。①纵切口切开腹壁：切口两旁各置一干纱布，递22号刀切开皮肤及皮下组织，递有齿镊、弯剪进入腹直肌前鞘，递刀柄背部将腹直肌内侧缘与腹白线游离，递2块干纱垫保护皮肤，巾钳固定。递2把中弯血管钳提夹腹膜，10号刀切开，弯剪扩大切口。②横切口切开腹壁：于耻骨联合上方2～3 cm沿耻区皮肤皱褶处做一弧形切口。切口两旁各置一干纱布，递22号刀切开皮肤及皮下组织，弯剪横行剪开筋膜2～3 cm，并插入肌鞘分别向两侧游离并切开，切口正中提起筋膜，弯剪游离腹直肌与筋膜及下方锥状肌，递2块干纱垫保护皮肤，巾钳固定，递2把中弯血管钳提夹腹膜，10号刀切开，弯剪扩大切口。

（3）洗手探查腹腔

递生理盐水，洗手探查子宫大小、下段扩张情况、胎头方位等。

（4）显露子宫下段

递马蹄拉钩置于耻骨联合处，显露膀胱腹膜反折，递弯剪横行剪开，下推膀胱。

（5）切开子宫下段

递 10 号刀与子宫下段腹膜反折切缘下 2 cm 中线处．横行切开子宫肌层 2～3 cm，但不切开羊膜囊。术者用手指将子宫切口钝性横向撕开 10～12 cm。

（6）娩出胎儿

备好吸引器，递中弯血管钳刺破羊膜囊，吸尽羊水；术者右手伸入宫腔于胎头后下方向上抬起胎头；术者左手或助手下压宫底以助胎头娩出；胎头娩出后，挤出胎儿口、鼻腔中的黏液，双手扶持头部娩出胎体，递 2 把血管钳钳夹闭脐带，弯剪剪断新生儿交台下接生者处理。

（7）娩出胎盘并清理子宫腔

递有齿卵圆钳分别钳夹子宫切口上、下缘及两角，递缩宫素 20 U 注入宫体，按摩宫底，牵拉脐带娩出胎盘和胎膜，递无齿印圆钳钳夹干纱布擦拭宫腔 2～3 次，确认无残留的胎膜及胎盘组织。胎盘交台下接生者检查其完整性。

（8）缝合子宫切口

清点器械、敷料、缝针，递拉钩显露子宫切口，递 1 号可吸收线连续全层缝合。

（9）缝合子宫膀胱反折腹膜

递 1 号可吸收线连续缝合反折腹膜切缘。

（10）清洗腹腔，探查并逐层关腹

递温盐水冲洗腹腔，探查子宫、双侧附件有无异常；清点器械、敷料、缝针，递 0 号可吸收线连续缝合腹膜，腹直肌前鞘；递温盐水冲洗切口。13×34 圆针、1 号丝线缝合皮下组织；清点器械、敷料、缝针，递乙醇棉球消毒皮肤，4-0 号线行皮内缝合，纱布敷料覆盖，包扎切口。

（11）压迫宫底

术毕，术者压迫宫底，挤出宫腔内积血块。如宫口未开者，递碘伏小纱布消毒产妇外阴，术者将手伸入阴道，以利引流。

（二）子宫体部剖宫产术

适用于剖宫产同时需行子宫切除术；前置胎盘附着于子宫下段及遮盖宫口者；前次剖宫产，子宫切口与膀胱和腹膜粘连，致使此次妊娠子宫下段形成不好者。该术式出血多，切口容易和周围组织粘连，再次妊娠易发生子宫破裂。

1. 适应证、麻醉方式、手术切口、手术体位

同子宫下段剖宫产术。

2. 手术步骤及护理配合

（1）检查无菌物品外观、名称、有效期，核对患者姓名、腕带、住院号、手术名称、手术时间，麻醉置管后予以留置导尿管。

（2）外科手术刷手，穿手术衣、戴手套，手术部位消毒，配合手术医生铺巾上台。

（3）碘伏方纱再次消毒切口部位后，递进腹常规用物（干方纱、大手术刀、组织剪、有齿短镊、皮肤拉勾、巾钳），弃碘伏方纱。

（4）递大方纱、协助医生铺巾，弃干方纱、换湿方纱，收大手术刀及有齿短镊。

（5）进腹后弃小方纱，递大方纱及大S拉钩于助手，协助医生暴露子宫下段；递组织剪及无齿长镊于主刀医生分离并剪开下段腹膜，推开膀胱，放置膀胱拉钩。

（6）组织剪换小手术刀，切开子宫后配合医生吸羊水，收手术区域内所有器械，协助医生胎儿娩出。

（7）胎儿娩出后完成断脐，递鼠齿钳于医生并完成催产素的注射。

（8）递直止血钳于助手，小弯血管钳于主刀协助胎盘娩出，并递纱棒于主刀清除宫腔遗留物。

（9）递1-0肠线及有齿长镊于主刀，递大S拉钩于助手，完成子宫切口第一层的缝合。

（10）收有齿长镊换无齿长镊，配合医生完成子宫切口第二层的缝合。

（11）配合医生清理腹腔，检查子宫切口缝合情况及双附件。

（12）递小弯血管钳、2-0肠线、无齿镊配合医生关腹，同时与巡回护士清点手术用物、记录。

（13）术后巡回护士擦净患者身体上的血渍和污渍，更换干净的衣裤，使之保持干燥、无血渍和污渍。

（三）腹膜外剖宫产术

国外已摒弃此式式，国内仍在进行，主要适用于宫内感染或潜在感染的；多次腹腔手术，严重粘连者。该术式可明显减少剖宫产术后腹腔感染的危险，因不进腹腔，术后肠蠕动恢复快，产妇术前不需禁食。

1. 适应证

（1）绝对指征：头盆不称、骨产道或软产道异常、横位、胎盘早期剥离、脐带脱垂者。

（2）相对指征：①胎儿因素：胎儿窘迫、臀位、多胎妊娠等。②母体因素：妊娠合并心脏病、前置胎盘、过期妊娠、重度妊高征、其他妊娠并发症（如糖尿病、肾病、重症肝炎等）、巨大儿、有剖宫产史、引产失败等。

（3）其他：①有感染的可能性或已感染者，如胎膜早破，产程已超过24 h等。②对多种抗生素过敏并具有潜在感染者。

2. 麻醉方式

硬膜外麻醉或腰—硬联合麻醉。

3. 手术切口

下腹正中切口或耻骨上横切口。

4. 手术体位

垂头仰卧位。仰卧位或左侧倾斜10°～15°。

5. 手术步骤及护理配合

（1）常规消毒，铺单：递擦皮钳夹小纱布蘸碘酒，乙醇消毒皮肤，铺无菌单。切口两旁各置一干纱布。

（2）切开膀胱前筋膜，显露膀胱三角区：常规开腹，切至腹横筋膜，但不打开腹膜；递中弯血管钳，弯剪横向分离膀胱前筋膜；递中弯血管钳沿膀胱侧缘钝性分离，找到膀胱三角区并游离膀胱宫颈间隙，递弯剪横向剪开宫颈前筋膜。

（3）显露子宫下段：递中弯血管钳钝性分离膀胱前筋膜与膀胱子宫反折腹膜，下推膀胱。

（4）切开子宫下段：递10号刀于子宫下段腹膜反折切缘下2 cm中线处，横行切开子宫肌层2～3 cm，但不切开羊膜囊。术者用手指将子宫切口钝性横向撕拉至10～12 cm。

（5）娩出胎儿：备好吸引器，递中弯血管钳刺破羊膜囊，吸尽羊水；术者右手伸入宫腔于胎头后下方向上抬起胎头；术者左手或助手下压宫底以助胎头娩出；胎头娩出后，挤出胎儿口、鼻腔中的黏液，双手扶持头部娩出胎体，递2把血管钳钳夹闭脐带，弯剪剪断；新生儿交台下接生者处理。

（6）娩出胎盘并清理子宫腔：递有齿卵圆钳分别钳夹子宫切口上、下缘及两角，递缩宫素20 U注入宫体，按摩宫底，牵拉脐带娩出胎盘和胎膜，递无齿卵圆钳钳夹干纱布擦拭宫腔2～3次，确认无残留的胎膜及胎盘组织。胎盘交台下接生者检查其完整性。

（7）缝合子宫切口：清点器械、敷料、缝针，递拉钩显露子宫切口，递1号可吸收线连续全层缝合。

（8）缝合反折腹膜：递1号可吸收线连续缝合反折腹膜。

（9）清洗腹腔逐层关腹：递温盐水冲洗腹腔，探查子宫、双侧附件有无异常。将子宫恢复前倾功能位；清点器械、敷料、缝针，递0号可吸收线连续缝合腹膜、腹直肌前鞘，递温盐水冲洗切口，13×34圆针、1号丝线缝合皮下组织；递乙醇棉球消毒皮肤，4-0号线行皮内缝合，纱布敷料覆盖，包扎切口。

（10）压迫宫底：术毕，术者压迫宫底，挤出宫腔内积血块，如宫口未开者，递碘伏小纱布消毒产妇外阴，术者将手伸入阴道，以利引流。

（四）护理要点

（1）做好新生儿保暖和抢救工作，及时提升复苏台的温度，打开吸引器和氧气。当切开子宫、刺破胎膜进入宫腔时，注意观察产妇面部表情有无变化、有无咳嗽、呼吸困难等症状，监测羊水栓塞的发生。

（2）密切观察并记录产妇的生命体征及尿管留置的情况。如因胎头入盆太深取胎头困难，助手应在台下戴消毒手套自阴道向上推胎头，以利胎头顺利娩出。

（3）取出胎盘后，测量脐带的长度，检查胎盘、胎膜是否完整、胎盘大小、有无梗死灶等，并告知医生。

（4）器械护士注意力集中，根据手术的进程和解剖层次传递手术器械。在娩出胎儿前，清理手术部分区域的器械，防止损伤新生儿。

（5）严格执行核对制度。①术前与麻醉医师、手术医师一起认真核对孕妇姓名、住院号、手术名称和部位；手术器械护士与巡回护士认真清点手术台上所有的器械、纱布和物品。②术中缝合腹膜前，先清点手术台上及用后置于台下的所有器械、纱布和物品，确认无误后告知手术医师。③关闭腹膜后、手术结束后，分别再次双人核对所有器械、纱布和物品，确认无误后，记录并签名。

二、腹式全子宫切除术的护理配合

（一）概述

子宫是女性生殖器中的一个重要器官，产生月经和孕育胎儿。子宫位于骨盆腔中央，在膀胱与直肠之间，宫腔呈倒置三角形，深约 6 cm，上方两角为"子宫角"，通向输卵管和卵巢（图 8-26）。全子宫切除术多用于子宫肌瘤、子宫恶性肿瘤及某些子宫出血和附件病变等（图 8-27）。它分为经腹和经阴道进行两种术式。腹式子宫全切除术是妇科最常见的手术之一。它包括子宫全切除术、切除或保留附件的手术。

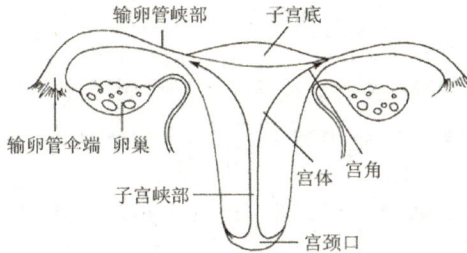

图 8-26　子宫及附件

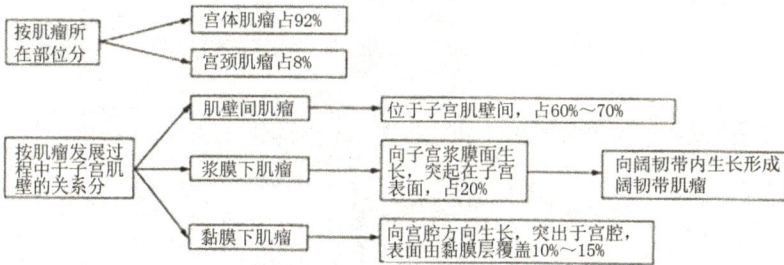

图 8-27　子宫肌瘤分类

（二）适应证

（1）子宫肌瘤或伴有子宫出血，经药物治疗无效者。

（2）子宫恶性肿瘤，如子宫原位癌、绒毛膜癌、子宫内膜癌等。

（3）卵巢恶性肿瘤。

（4）严重的功能失调性子宫出血，经药物治疗无效者。

（5）两侧附件病变需要子宫全切除者。

（6）因计划生育手术造成严重子宫穿孔者。

（7）子宫破裂无法修复者。

（8）子宫胎盘卒中。

（9）药物治疗无效的子宫腺肌病。

（10）其他情况：如子宫脱垂、子宫腔积脓、无法复位的子宫内翻等。

（三）麻醉

连续硬膜外麻醉。

（四）手术步骤及护理配合

1. 手术前准备

患者行全身麻醉，取膀胱截石位。切口周围皮肤消毒范围为：上至剑突、下至大腿上 1/3，两侧至腋中线。手术铺巾，建立无菌区。

2. 主要手术步骤

（1）切口：传递 22 号大圆刀，取下腹正中切口，从脐下至耻骨联合上缘。

（2）暴露子宫：传递两把中弯血管钳夹持宫角，上提子宫（图 8-28）。

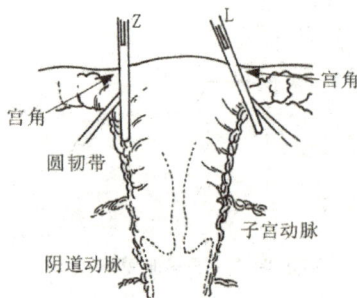

图 8-28　暴露子宫

（3）切断子宫韧带及子宫动静脉：传递中弯血管钳 2 把钳夹，组织剪剪断，常规传递 7 号慕丝线缝扎或结扎子宫阔韧带及圆韧带（图 8-29、图 8-30）。

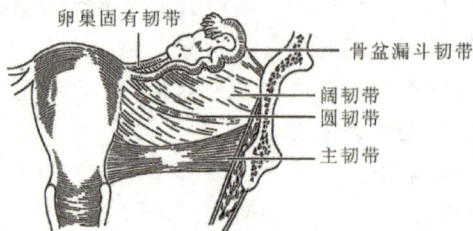

图 8-29　子宫韧带

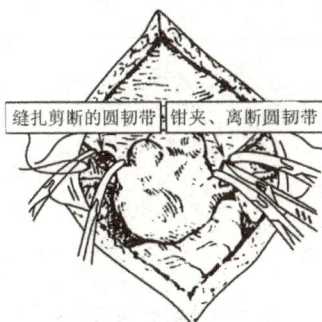

图 8-30　钳夹、剪断并缝扎圆韧带

（4）游离子宫体：传递解剖剪，剪开子宫膀胱腹膜反折，传递中弯血管钳 2 把钳夹，主韧带组织剪剪断，7 号慕丝线缝扎（图 8-31）。

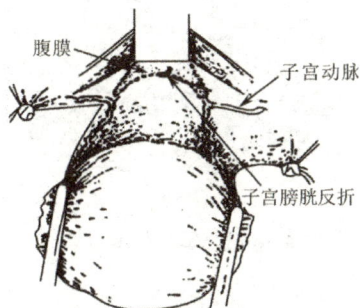

图 8-31　游离子宫

（5）环切阴道，移除子宫：传递条形纱布围绕子宫颈切口下方，传递 22 号大圆刀片切开阴道前壁（图 8-32），传递组织剪将阴道穹窿剪开，切除子宫。

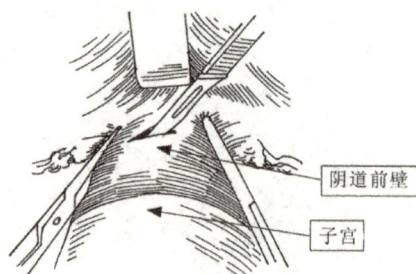

图 8-32　切开阴道前壁

（6）消毒阴道残端并缝合：递碘伏棉球消毒阴道残端，传递组织钳钳夹阴道边缘，传递可吸收缝线连续缝合阴道残端（图 8-33）。

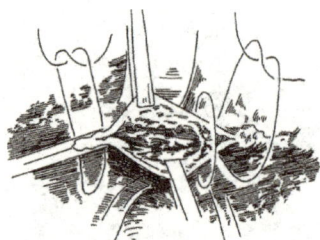

图 8-33　缝合阴道残端

（7）关腹：递生理盐水冲洗盆腔，止血，关腹。

3．术后处置

手术结束巡回护士检查手术患者皮肤，待患者情况稳定后，送入病房，进行交接；处理术后器械及物品。

（五）围手术期特殊情况及处理

为了术中手术野暴露更清楚，手术医生可能会要求放置截石位，巡回护士需配合手术团队成员一同放置截石位。

护士在术前协助医生，麻醉医师摆放患者体位时，不仅需注意摆放的体位要利于手术区域的充分暴露，同时，也应注意保护患者的隐私及舒适度。具体操作步骤如下。

（1）术前手术患者准备：手术患者平卧于手术床，巡回护士协助脱去长裤，穿上腿套。向手术患者说明由于手术需要需放置截石位，为了保护皮肤及神经、关节，要脱去长裤，穿上腿套。同时护士应注意保护患者的隐私，及时为其盖好被子。

（2）放置搁脚架：在近髋关节平面放置搁脚架，支架高低角度调节关节和腿托倾斜角度调节关节要确保固定。

（3）放置体位：待手术患者麻醉后将其双手交叉放于胸前，注意不要压迫或牵拉输液皮条，麻醉医生保护好患者的头、颈部，固定好气管导管，防止移动时气管插管与氧气管脱离，手术医生站手术患者臀部位置，护士站床尾，一起将手术患者抬起并下移，使骶尾部平于背板下缘；将患者两腿曲髋、膝放在搁脚架上；要求腿托应托在小腿处，大腿与小腿纵轴应成 $90°\sim100°$，两腿外展，放置成 $60°\sim90°$。

（4）固定：约束带固定两侧膝关节，保持约束带平整，松紧适宜。

（5）铺巾：手术切口在腹部，切口铺巾的方法同腹部手术铺巾，洗手护士依次递 3 块无菌巾，折边朝向手术医生，分别铺盖切口的下方、对方、上方；第四块无菌巾折边朝向自己，铺盖切口同侧，4 把巾钳固定；患者会阴部不进行手术，铺巾时遮盖会阴；然后递中单垫臀下，双脚套无菌脚套，从脚遮盖到腹股沟；再铺整块大孔巾遮盖全身；巡回护士协助套托盘套，将托盘置于患者右膝上方。

手术患者子宫切除后，子宫残端与外界相通，必须将残端缝合，此时洗手护士需管理好无菌台上的器械及物品，防止术中感染。

子宫残端与外界相通，视为污染区域。因此，洗手护士应配合手术医生做好管理工作，防止污染播散：①在切开阴道前壁前，先递条形纱布给手术医生，将其围绕子宫颈切口下方，以防止阴道分泌物污染创面。②备碘伏（含 $0.02\%\sim0.05\%$ 聚维酮碘）棉球，待子宫移除后，递给医生消毒宫颈残端。③接触宫颈残端的器械均视为污染器械，包括切开阴道前壁的 22 号大圆刀、剪开阴道穹窿组织剪、钳夹阴道边缘的组织钳及缝合残端的持针器，都必须与无菌器械分开放置、不再使用，但必须妥善放置以备清点。④宫颈残端缝合后，温生理盐水冲洗盆腔，手术医生、洗手护士更换手套，再行关腹。

（六）护理要点

（1）术后应去枕平卧 6 h，8 h 后根据情况再决定取何种体位。之后应鼓励患者翻身，以防肠粘连。

（2）定时测量血压和脉搏，观察呼吸。

（3）贫血的患者根据术前矫正情况及术中失血、输血情况，决定术后是否补充血液，并注意低钙现象。

三、广泛全子宫切除术的护理配合

（一）概述

广泛全子宫切除术为宫颈癌手术治疗的基本术式，关键在于全部清除区域淋巴结，以及进行广泛性全子宫切除。盆腔淋巴结包括髂总、髂外、髂内、闭孔、主韧带组，必要时清除腰骶前及深腹股沟组。广泛性全子宫切除必须打开膀胱侧窝，分离切断前后及两侧各连接子宫的韧带及结缔组织，切除主韧带周围的脂肪组织，近盆壁处切断。在全部切除阴道旁结缔组织后，切除阴道，边缘一般离病灶3～4 cm。

（二）适应证

（1）宫颈癌Ⅰb～Ⅱa期患者。

（2）宫颈癌Ⅰa期中有脉管浸润、病灶融合者。

（3）子宫内膜癌Ⅰ期及Ⅱ期患者。

（三）麻醉方式

全身麻醉。

（四）手术切口

耻区纵切口。

（五）手术体位

仰卧位。

（六）手术步骤及护理配合

（1）下腹正中切口，绕过脐左旁向上延长 3～5 cm。

（2）充分显露子宫。递 2 把长弯血管钳夹持圆韧带、卵巢子宫韧带及输卵管，上提子宫，递三叶拉钩牵开。

（3）剪开骨盆漏斗韧带、后腹膜，避免伤及输尿管。递长平镊协助，电刀切开，遇出血电凝止血或递中弯钳血管钳夹，0 号丝线结扎。

（4）近骨盆处切断卵巢动、静脉。递长弯血管钳钳夹、组织剪剪断，小号粗圆针 7、4 号丝线依次缝扎。

（5）于圆韧带中、外 1/3 处钳夹、切断之。递 2 把长弯血管钳钳夹，组织剪剪断，中号粗圆针 7 号丝线缝扎，远端线暂不剪断以作牵引。

（6）剪开阔韧带前叶、膀胱腹膜反折；下推膀胱至宫颈外口。递长平镊夹持，组织剪沿骨盆漏斗韧带外侧、右侧圆韧带断端剪开；术者示指包裹纱垫钝性推离膀胱。

（7）清除后腹膜淋巴结。①充分显露髂血管、输尿管、生殖股神经，清除髂总动脉前方、内侧淋巴结。递小号圆针 1 号丝线间断缝合后腹膜边缘，蚊式钳钳夹线尾并提起；递分离钳钳夹血管前脂肪组织，组织剪剪断，0 号丝线结扎。②于髂总动脉分叉处切断、结扎髂总静脉小分支，清除髂内、外淋巴结及腹股沟深淋巴结；结扎髂外静脉小分支，显露、清除闭孔淋巴结。递分离钳钳夹静脉分支，组织剪剪断，0 号丝线结扎；递血管拉钩牵开静脉，递长平镊夹持淋巴结，组织剪剪除，遇出血递血管钳钳夹，0 号丝线结扎或电凝止血。

（8）距髂内动脉约 1 cm 处钳夹、切断子宫动、静脉。递分离钳 2 把钳夹，组织剪剪断，7、4 号丝线依次结扎。

（9）游离输尿管：自子宫动脉横跨输尿管处向上 2～3 cm，范围不宜太大。递长平镊夹持后腹膜，距输尿管 1 cm 处钝性或锐性分离疏松结缔组织，遇出血递长弯血管钳钳夹，0 号丝线结扎或电凝止血。

（10）下推膀胱；分离、切断膀胱宫颈韧带前、后叶（输尿管隧道前、后叶）。术者用纱垫包裹示指钝性分离膀胱；递长弯血管钳2把钳夹，大号刀片切断，4号丝线结扎。

（11）剪开阔韧带后叶及子宫、直肠腹膜反折。术者将子宫向耻骨联合方向牵拉，递组织剪剪开腹膜反折并延伸至阔韧带后叶。

（12）切断骶骨韧带、主韧带。①推离直肠至阴道下2/3处，显露直肠侧窝，游离韧带。术者手指包裹纱垫钝性或组织剪锐性分离，遇出血递长弯血管钳钳夹，0号丝线结扎或电凝止血。②切断、结扎子宫骶骨韧带；于近盆壁处切断主韧带。递血管拉钩牵开髂血管及输尿管，直有齿血管钳1把、长弯血管钳2把钳夹韧带，大号刀片切断，中号粗圆针7号丝线缝扎。

（13）分离、切断阴道旁组织至预定切除阴道的平面稍下方、子宫骶骨韧带的断端。递S拉钩牵开输尿管及膀胱，长弯血管钳2把依次钳夹，组织剪剪断，中号粗圆针10号丝线依次贯穿缝扎。

（14）充分显露阴道，于宫颈口下方3～4 cm处钳夹、环切阴道壁，移除标本。递S拉钩牵开子宫，大纱布围绕于阴道切口处，直角钳2把对合钳夹阴道，大号刀片于钳间切开。

（15）提拉阴道边缘，消毒、缝合残面。递组织钳钳夹阴道切口下缘，长弯血管钳夹持大纱布填塞阴道，消毒液纱布擦拭，递大号圆针1号可吸收编织缝线连续缝合阴道壁。

（16）大量冲洗后腹膜腔，放置负压引流管。递温注射用水冲洗，负压引流管置于闭孔窝内，于髂前上棘内侧约4 cm处戳口引出，大号角针4号丝线固定。

（17）检查手术区有无出血，缝合盆腔腹膜。递中号圆针4号丝线间断缝合；将圆韧带残端固定于盆腔腹膜。

（18）关腹。

（19）取出填塞于阴道内纱布。递消毒液纱球消毒外阴，术者取出之。

四、卵巢移植手术的护理配合

（一）概述

根据卵巢来源的不同，卵巢移植分为异种卵巢移植、同种异体卵巢移植和自体移植。自体卵巢移植是指将自体卵巢移植在盆腔以外的部位，常用移植部位：腋窝、乳房外侧及腹股沟区。这里介绍带血管自体卵巢移植术。

（二）适应证

因盆腔病变、意外创伤或手术损伤，造成原位卵巢无法保留或施行全部附件切除术后；严重更年期综合征；先天性卵巢发育不全（如 Turner 综合征）。

（三）麻醉方法

麻醉方法：硬膜外麻醉。

（四）手术体位

手术体位：仰卧位。

（五）手术切口供区

手术切口供区：腹直肌切口；受区：左（右）下腹切口。

（六）特殊用物

特殊用物：9-0 无损伤缝线。

（七）手术步骤与手术配合

1. 供区准备

（1）向上游离卵巢动、静脉，长约 8～10 cm；器械护士递长弯钳游离、钳夹分叉血管，4 号丝线结扎。

（2）切断、结扎卵巢固有韧带和输卵管系膜；器械护士递长镊、长变钳钳夹，梅多剪剪断，4 号丝线结扎。

2. 受区准备

（1）切开左（右）下腹至髂窝；器械护士递 22 号刀切皮，电刀逐层切开。

（2）游离髂动脉和静脉；器械护士递长变钳分离、钳夹，组织剪剪断，7 号丝线结扎。

3. 取带血管蒂的卵巢

（1）切断供区血管蒂；器械护士递长镊、萨氏钳钳夹组织。

（2）分离出动、静脉；器械护士递整形尖镊、显微血管钳分离，1%肝素盐水冲洗血管断端。

4. 吻合

修整带血管蒂卵巢并与相应血管吻合（先吻合静脉，后吻合动脉）；器械护士递显微血管钳、显微剪修剪。递显微镊，1%肝素盐水冲洗管腔，9-0 无损伤线端端吻合。

5. 缝合

缝合切口同耻区斜切口。

五、经腹输卵管结扎绝育术

（一）适应证

（1）已婚妇女自愿接受绝育手术而无禁忌证者。

（2）因某些疾病不宜妊娠和生育者。

（二）麻醉方式

局麻加静脉加强麻醉或硬膜外麻醉。

（三）手术切口

下腹正中切口或耻骨上横切口。

（四）手术体位

仰卧位。

（五）手术步骤及护理配合

1. 常规腹部消毒，铺单

递擦皮钳夹小纱布蘸乙醇消毒皮肤，蘸碘酒消毒会阴部，铺无菌单。

2. 切开腹壁

递 22 号刀、有齿镊切开皮肤，逐层分离至腹直肌及腹横肌，打开腹膜。

3. 探查腹腔

递纱垫保护切口两侧，腹部拉钩显露术野。递生理盐水湿手探查。

4. 纠正子宫位置

递长无齿镊将输卵管、卵巢、子宫、位置为前倾位或水平位。

5. 提取输卵管

(1) 卵圆钳取管法：术者左手示指由耻骨联合后方伸入腹腔，绕过圆韧带到达输卵管卵巢后侧，右手持无齿卵圆钳于左手示指外侧夹持输卵管，轻提至切口处，以能见到输卵管伞端为宜。

(2) 指板法取管：左手示指伸入输卵管后方，右手示指板伸至输卵管的前方，使其夹在指板窗孔与示指掌面间，两手同时下移夹住输卵管中段，轻提起至切口处，以能见到输卵管伞端为宜。

(3) 输卵管钩取管：右手持钩弯向前，背向后，沿子宫前壁贴宫底向一侧子宫角的方向钩弯紧贴阔韧带后叶，向前上方轻提起至切口处，以能见到输卵管伞端为宜。

6. 结扎输卵管

(1) 抽芯包埋法：递 2 把艾力斯钳夹住输卵管峡部两端系膜无血管区，间距达 2～3 cm，递注射器抽吸 0.9% 生理盐水 1～2 mL，注入背侧浆膜下，并递 10 号刀切开浆膜 1.5～2 cm，递弯蚊式钳游离该段输卵管 2～3 cm，并钳夹两端，递弯剪两钳间的输卵管芯 1～1.5 cm，钳带 4 号丝线结扎两断端，近端递 6×17 圆针、1 号丝线包埋于系膜内，远端留于浆膜外。

(2) 套袖结扎法：递蚊式钳剥离浆膜呈套形与管芯分离，切断管芯并固定，递 10 号刀切断并剥离约 1 cm 管芯，4 号丝线分别结扎两端，近端管芯回缩于浆膜的套口内，形如"袖套"，递 1 号丝线、6×17 圆针缝合浆膜，将断端不露于浆膜外。

(3) 输卵管折叠结扎，切断法：递血管钳紧贴输卵管峡部夹住提起折叠，递血管钳横夹输卵管距钳夹顶端 1～1.5 cm 处，递 6×17 圆针、4 号丝线缝扎压痕处的输卵管及其系膜，在结扎线约 1 cm 处剪断输卵管。

7. 冲洗腹腔，检查断端有无出血

递温盐水冲洗，清点器械、纱布、纱垫、缝针。

8. 逐层关腹

递 9×28 圆针、7 号丝线或 0 号可吸收线，间断缝合腹膜和筋膜，9×28 圆针、1 号丝线间断缝合皮下组织，清点器械、纱布、纱垫、缝针。

9. 缝合皮肤，覆盖切口

递乙醇棉球消毒皮肤，9×28 角针、1 号丝线间断缝合皮肤或 4-0 号线连续皮内缝合；再次消毒皮肤，纱布敷料覆盖，包扎伤口。

六、经腹子宫肌瘤剔除术手术配合

（一）概述

子宫肌瘤剔除术包括经腹子宫肌瘤剔除术、经阴道子宫肌瘤剔除术及腹腔镜下子宫肌瘤剔除术、宫腔镜下子宫肌瘤剔除术等多种。

（二）适应证

子宫多发肌瘤、有生育要求的妇女。

（三）麻醉方式

全麻或硬膜外麻醉。

（四）手术体位

仰卧位。

（五）特殊用物

同子宫切除术，另备缩宫素或垂体后叶素。

（六）手术步骤及护理配合

1. 常规消毒、铺单

递擦皮钳夹持碘酊，乙醇小纱布消毒皮肤，铺无菌单。

2. 切开皮肤，皮下组织至腹膜

递 22 号刀切开皮肤，逐层分离至腹直肌及腹横肌，打开腹膜。

3. 洗手，探查病变位置

递生理盐水洗手探查，递腹部拉钩牵开显露术野，组织剪扩大切口，递无齿卵圆钳找到并夹住输卵管出血部位；递吸引器吸引腹腔内积血，将血块放入弯盘内。

4. 清除病变部位

在妊娠部输卵管系膜对侧纵行切开管壁，轻轻挤压出输卵管内容物。用小蚊钳将管腔内碎块夹取干净；如需要可递 2-0 号可吸收线缝合做输卵管成形术。

5. 探查腹腔

递长无齿镊、无齿卵圆钳探查对侧附件、卵巢有无病变。

6. 清洗腹腔

递生理盐水充分冲洗腹腔。

7. 逐层关腹

清点器械、纱布、纱垫、缝针，递 0 号可吸收线连续缝合腹膜、腹直肌前鞘，9×28 圆针或 13×34 圆针、1 号丝线缝合皮下组织；清点器械、纱布、纱垫、缝针，递乙醇棉球消毒皮肤，4-0 号线或可吸收线行皮内缝合，纱布敷料覆盖，包扎切口。

（七）护理要点及注意事项

（1）宫颈处的橡胶管结扎持续时间以 10 分钟为宜，时间过长可致严重缺血，必要时可松解 1～2 分钟后再结扎，如有多个肌核可按上去逐个剔除。

（2）剔除巨大肌核出血多者可输血及静脉滴注催产素等。

七、卵巢癌细胞减灭术手术配合

（一）适应证

晚期卵巢癌盆腔有大而不规则的肿块并腹腔内组织器官有广泛种植转移，包括大网膜、腹膜有种植转移癌灶或脏器有实质性浸润而能耐受手术者。

（二）麻醉方式

硬膜外麻醉、全麻。

（三）手术体位

仰卧位（头低 20°）。

（四）特殊器械准备

深部手术器械 1 套。

（五）手术步骤及护理配合

1. 消毒皮肤

递擦皮钳夹小纱布蘸碘酒、乙醇消毒皮肤。

2. 铺无菌单

铺无菌治疗巾，显露手术切口，巾钳固定。

3. 切开皮肤，皮下组织

递 22 号刀切开，干纱布拭血，血管钳钳夹，1 号丝线结扎或电凝止血，递甲状腺拉钩牵开术野。

4. 纵向切开腹白线，分离筋膜及肌肉

递电刀切开，递血管钳分离并钳夹出血点，4 号丝线结扎或电凝止血。

5. 切开腹膜，显露腹腔

递无齿镊，中弯血管钳钳夹腹膜，10 号刀切开，电刀或剪刀扩大切口。

6. 依次探查盆腹腔

递生理盐水洗手探查，如有腹水，递注射器抽吸腹水做细胞学检查，放置腹腔自动牵开器，充分显露腹腔；探查包括子宫、卵巢、输卵管、膀胱、胃、直肠、输尿管等有无转移灶及粘连，准备深部手术器械。

7. 切除卵巢肿物做快速冷冻检查

递湿盐水纱垫 2 块保护切口；递长弯血管钳钳夹牵引患侧骨盆漏斗韧带，10 号刀或弯剪切除卵巢肿物，9×28 圆针、7 号丝线缝扎。

8. 切除全子宫及双侧附件

按全子宫及双附件切除术常规配合。

9. 切除大网膜

递中弯血管钳分离、钳夹，组织剪剪断. 4 号丝线结扎。

10. 清扫淋巴结

（1）于髂血管处分离输尿管，防止其误伤；递湿纱垫保护肠管，递长镊，直角钳，长组织剪显露双侧髂血管区，输尿管拉钩拉开输尿管。

（2）分离显露髂动脉：递长无齿镊，长组织剪分离。

（3）清扫腹腔：依次清扫双侧髂内外、闭孔窝、腹股沟深、髂总淋巴结组，腹主动脉旁淋巴结及骶前淋巴结。

递中弯血管钳夹取淋巴结，必要时递卵圆钳夹取淋巴结，中弯血管钳钳带 1 号丝线结扎，若遇大血管，先递静脉拉钩牵开。

11. 切除阑尾

递长无齿镊、2 把艾力斯钳分别夹住阑尾根部及末端，递血管钳，弯剪处理阑尾系膜，递 4 号丝线结扎；递 6×17 圆针、4 号丝线在阑尾根部缝一荷包，10 号刀切除阑尾根部，收紧荷包，包埋残端。接触过阑尾的器械敷料视为污染。

12. 如累及直肠，应切除病变直肠

递血管钳，弯剪分离、结扎欲切除肠段的系膜组织，递长弯剪分离阴道后壁与直肠间隙，钝性分离骶前与直肠后壁间隙。切除病变段肠管，端－端吻合。

13. 冲洗腹腔，放置引流管

递温盐水冲洗腹腔，递 11 号刀，中弯血管钳将引流管放置于盆底。9×28 角针、4 号丝线固定。

14. 清点物品，逐层关腹

清点器械、纱布、纱垫、缝针，递 9×28 圆针、7 号丝线或 0 号可吸收线，间断缝合腹膜和筋膜，9×28 圆针、1 号丝线间断缝合皮下组织，清点器械、纱布、纱垫、缝针。

15. 缝合皮肤，覆盖切口

递乙醇棉球消毒皮肤，9×28 角针、1 号丝线间断缝合皮肤或 4-0 号线连续皮内缝合，再次消毒皮肤，纱布敷料覆盖，包扎伤口。取出填塞的阴道纱布。

（六）护理要点及注意事项

（1）保持导尿管通畅，根据需要随时导尿。

（2）注意血压、脉搏变化，出血多时应予输血。

（3）缝合前清点器械敷料，避免遗留腹腔内。

第九节　介入手术

介入治疗是利用现代高科技手段进行的一种微创性治疗，是指在医学影像设备的引导下，将特制的导管、导丝等精密器械通过血管进入体内，进行诊断和局部治疗。它具有创伤小、恢复快、效果好等特点，是未来医学的发展趋势。按器械进入病灶的路径分为血管内介入和非血管内介入。血管内介入包括动脉栓塞术、腔内隔绝术、先心封堵术、球囊扩张术等。常用的体表穿刺点有股动静脉、桡动脉、锁骨下动静脉、颈动静脉等。非血管介入包括经皮穿刺肿瘤活检术、瘤内注药术、椎间盘穿刺减压术、椎间盘穿刺消融术等。下面以腹主动脉瘤腔内隔绝术和房间隔缺损封堵术为例，介绍介入手术的护理配合。

一、腹主动脉瘤腔内隔绝术的护理配合

腹主动脉瘤是指腹主动脉的局域性扩张，当扩张的腹主动脉直径超过正常腹主动脉 1.5 倍时，即称为腹主动脉瘤。腹主动脉瘤的外科治疗除传统手术之外，也可选择介入手术治疗，即腹主动脉瘤腔内隔绝术。它是在 DSA 动态监测下，将一段适宜的人造血管内支架经股动脉导入腹主动脉内，将血管支架固定在腹主动脉瘤近远端的正常动脉内壁上，使血管腔内动脉瘤壁与血流隔绝，达到消除动脉瘤壁承受血流冲击并维持腹主动脉血流通畅的治疗目的。具有出血少、并发症发生率低等微创治疗特点。下面以分叉型移植物腹主动脉瘤腔内隔绝手术为例进行介绍。

（一）主要手术步骤及护理配合

1. 手术前准备

手术患者行蛛网膜下腔阻滞麻醉后取仰卧位，切口周围皮肤消毒范围为：双侧腹股沟区。常规铺单建立无菌区域。

2. 主要手术步骤

（1）显露股总动脉：选择髂动脉通畅的一侧在腹股沟韧带水平沿股动脉走向作纵切口约 3 cm，传递血管钳解剖出股总动脉，传递血管吊带 3～5 根从远近两端分别穿过血管，将血管分离并悬吊。

（2）腹主动脉造影：进行股动脉穿刺，插入导管鞘，从导管鞘旁路注入肝素溶液。经导管鞘送入导丝至腹主动脉，沿导丝送入猪尾巴导管，将导管定位于第 12 腰椎水平，撤除导丝，行腹主动脉造影。

（3）选择合适的移植物：在监视屏上标记肾动脉开口和瘤体部位，测量实际长度等，并与术前的 CT 或 MRA 对照，进而选择合适的移植物。

（4）移植物近端定位：待患者全身肝素化后（1 mL/kg 静脉推注），股动脉横行切开约 1/2 周径，将 talent 导丝沿股动脉送入腹主动脉，并退出导管。当移植物标记与肾动脉开口下缘标记重叠时，传递 20 mL 生理盐水充盈导管球囊，使移植物近端固定于腹主动脉壁。

（5）释放移植物主体：固定内鞘管，退出外鞘管，释放移植物。移植物的短臂释放于瘤体，移植物主体附带的单支固定于髂外动脉。回抽气囊，逐节扩张移植物，使其与血管妥善固定。

（6）植入对侧单支与移植物短臂连接：解剖对侧的股动脉，穿刺后将超硬导丝经 T 导管短臂开口送入移植物主体，切开对侧股动脉，将 T 导管对侧单支沿导丝送入移植物的短臂，定位后同样释放对侧单支，使其自动张开后与移植物短臂连接，连接部分至少需要重叠一节支架的长度。

（7）再次造影：观察肾动脉，髂内动脉是否通畅，移植物的远近端是否有外漏，如有外漏及时采取措施进行处理。

（8）退出导管，缝合切口：造影证实被完全隔绝，退出 T 导管，以 CV-7 血管缝线缝合股动脉，检查同侧足背动脉搏动是否正常及吻合口有无出血情况，分层缝合切口。

3. 术后处置

包扎伤口，检查皮肤，妥善安置手术患者。处理术后器械及物品。

（二）手术中特殊情况及处理

1. 术中大出血

手术进行过程中，因患者使用肝素抗凝，若操作不当或者患者自身基础疾病的影响，极易出现出血不止的情况，手术室护士应该保持冷静，积极配合手术医生采取止血措施。

（1）洗手护士工作：一旦发生大出血，洗手护士立即配合手术医生寻找出血点进行止血，积极准备各类纱布、缝针等物品，做好各项止血的准备。

（2）巡回护士工作：①加快输液速度、备血、备血管活性药物，并开放足够的静脉通道，最好是迅速做好中心静脉穿刺。②开放至少两路有力的中心吸引器供台上使用。③迅速准备血管外科专用器械、缝线以及止血用物等。④尽快做好下一步急救准备，对可能发生的情况估计全面，尽力保证患者生命安全。

2. 术中转开腹手术的护理配合

当手术患者在术中发生大出血且止血困难时，情况紧急，手术医生决定打开腹腔止血，以保证患者生命安全。手术室护士应具备良好的心理素质和应急能力，做到业务熟练，充分配合手术医生，理解其手术方式，减少延误时间，保证患者安全。

手术室护士应预计到术中可能发生的各种意外备齐用物，待到术中需要时及时供应至手术台上使用。术中意外情况发生时必须保持冷静，确保所有物品清点无误，在中转开腹之前洗手护士与巡回护士做好手术物品及器械的清点工作，及时将前期手术相关物品撤下，以免造成清点不清的后果。协助手术医生在最短的时间内完成消毒铺单，建立新的无菌区域，实施新的手术方案，为患者抢救争取时间。

二、房间隔缺损封堵术的护理配合

房间隔缺损（房缺）是指左、右心房之间的房间隔存在缺损，是最常见的先天性心脏病，占先天性心脏病总数的 15％～20％。房间隔缺损治疗的传统方法是经心脏外科行缺损的修补术，但需要开胸和建立体外循环，存在较大的手术创伤和较高的并发症。随着介入手术的不断完善成熟，介入治疗房间隔缺损的技术已成为房间隔缺损治疗的主流方法。房间隔缺损封堵术是将蘑菇伞封堵器通过心导管技术，在缺损口左右侧打开封堵器伞盘，在超声心动图监视下，封闭缺损。

（一）主要手术步骤及护理配合

1. 手术前准备

手术患者局麻下取仰卧位，切口周围皮肤消毒范围为：右侧腹股沟区。常规消毒皮肤、铺巾建立无菌区域。

2. 主要手术步骤

（1）右股静脉置鞘管：传递利多卡因局麻药进行局麻，给予肝素 100 U/kg 进行肝素化，通常选择将7 F 防漏鞘管（F 表示管径大小，1 F＝0.333 mm）置于右股静脉。

（2）送入右心导管：经鞘管送入 6 F 短孔右心导管至右心房、右心室、肺动脉并测量压力。再次退至右心房并经房间隔缺孔进入左心房、左上肺静脉。

（3）植入封堵器：先插入长钢丝入左上肺静脉，交换 14 F 输送鞘管至左心房，用推杆将双盘封堵器送至左心房，打开左房面，并回撤使其紧贴房间隔缺损左房面，再回撤输送鞘管，使封堵器右心面打开。

（4）检测位置并撤杆：通过影像系统的引导，轻轻前送和回拉推送杆，利用超声检查、确定封堵器定位良好。逆时针旋转推送杆，待释放封堵器后退出输送鞘管和推杆。

3. 术后处理

局部压迫止血，无菌纱布覆盖，加压包扎。送回病房监护。

（二）围手术期特殊情况及护理

1. 术后预防伤口出血及血栓形成

（1）术中患者使用的抗凝药物及手术创伤，易导致患者凝血功能异常,加上穿刺部位加压包扎的影响,患者术后可能存在伤口出血或血栓形成的危险。

(2) 发现患者伤口渗血,协助患者采取仰卧位休息,卧床 24 h。

(3) 穿刺部位加压包扎,沙袋压迫 6~8 h,术肢伸直制动,伤口上的沙袋及时更换,以免出汗多引起感染。

(4) 由于穿刺部位加压包扎,并用沙袋压迫,影响到下肢的血液循环,加之是有创操作,破坏血管内皮系统,易导致血栓形成。所以护士必须在 24 h 内密切观察穿刺部位及足背动脉搏动情况,如发现伤口渗血、出血、肿胀、疼痛及足背动脉搏动不好,皮肤色泽及温度差异常,应及时报告医生给予处理。

(5) 幼儿患者,必要时可给予镇静剂,以防患者躁动不安致使伤口出血。

2. 介入手术的注意事项

(1) 手术患者准备:①术晨禁食。②手术区备皮。③抗生素和碘过敏试验,根据皮试结果选择造影剂和抗生素。④训练手术患者仰卧位作猛烈咳嗽动作,以利术中必要时作咳嗽动作,促进造影剂迅速从冠状动脉排出。

(2) 导管室护士准备:了解和掌握导管室各种器材的功能、使用方法和保养方法,对各种规格的导管及各种功能的导丝分门别类放置,并固定位置、数量,以便随用随取。为了预防意外发生,术前检查并准备心电监护仪、除颤仪、氧气、吸引器、临时起搏器、气管插管等抢救器材,使之处于备用状态。

(三) 配合注意要点

患者进入导管室后,让其平卧于导管床上,在左下肢建立静脉通道,用生理盐水维持,以确保急救药品的及时输入。连接心电监护及压力监测系统,并观察患者的生命体征。术中需要不断透视定位,做好患者及工作人员的自身防护,尽量减少辐射伤害。

参考文献

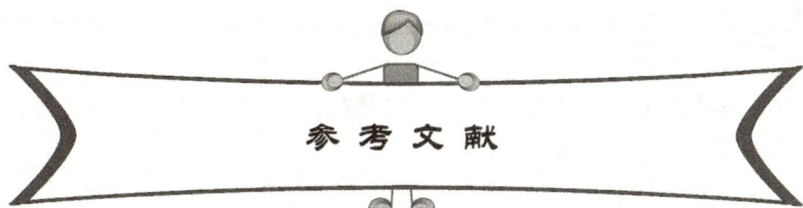

[1] 李馨，谭淑娟. 基础护理技能实训教程［M］. 北京：科学出版社，2018.

[2] 黄欢. 临床护理路径［M］. 昆明：云南科技出版社，2018.

[3] 袁长蓉，蒋晓莲. 护理理论［M］. 北京：人民卫生出版社，2018.

[4] 王萍，毛俊，曾兢. 护理研究 案例版［M］. 北京：科学出版社，2018.

[5] 王娟花，王露蓉. 护理学导论 基础护理技术［M］. 西安：西安交通大学出版社，2018.

[6] 季诚，罗仕蓉. 基础护理技术［M］. 北京：科学出版社，2018.

[7] 廉爱玲，王丹. 麻醉护理［M］. 北京：人民卫生出版社，2018.

[8] 谢婉花. 产科护理健康教育［M］. 北京：科学出版社，2018.

[9] 周淑萍. 围手术期护理［M］. 杭州：浙江大学出版社，2017.

[10] 许红璐. 简明临床专科护理操作流程［M］. 广州：华南理工大学出版社，2017.

[11] 黄欢. 临床护理路径［M］. 昆明：云南科技出版社，2018.

[12] 唐四元，王红红，李现红. 护理研究［M］. 长沙：中南大学出版社，2017.

[13] 李文华，秦小旭. 护理人际沟通［M］. 镇江：江苏大学出版社，2017.

[14] 袁长蓉，蒋晓莲. 护理理论 [M]. 北京：人民卫生出版社，2018.

[15] 熊蕊，王艳，梁超兰. 身体护理技术 [M]. 武汉：华中科技大学出版社，2017.

[16] 张军，黄美凌. 妇科护理健康教育 [M]. 北京：科学出版社，2018.

[17] 于卫华. 临床护理技术操作流程及考核指南 [M]. 合肥：中国科学技术大学出版社，2017.

[18] 陈长香. 综合临床护理技术操作规程 [M]. 北京：北京大学医学出版社，2018.

[19] 刘春红. 手术室护理技术与临床实践 [M]. 长春：吉林科学技术出版社，2016.

[20] 丁淑贞. 外科护理学习题集 [M]. 北京：中国协和医科大学出版社，2018.

[21] 龙亚香；江月英；刘玉华. 基础护理技术 [M]. 武汉：华中科技大学出版社，2017.

[22] 白风霞. 基础护理操作技术 [M]. 兰州：兰州大学出版社，2017.

[23] 李小峰，陈晓娟. 临床护理操作规程 [M]. 武汉：华中科技大学出版社，2017.

[24] 申海燕，罗迎霞. 泌尿外科护理健康教育 [M]. 北京：科学出版社，2018.

[25] 胡雪慧. 护理工作规范与管理流程 [M]. 西安：第四军医大学出版社，2017.

[26] 魏力，李兰，贾汝福. 新编围术期护理学 [M]. 郑州：郑州大学出版社，2017.

[27] 陈嘉，黄辉. 护理学导论 [M]. 长沙：中南大学出版社，2017.

[28] 史铁英. 急危重症临床护理 [M]. 北京：中国协和医科大学出版社，2018.

[29] 陈倩仪，李芸. 手术室护理干预预防腹部外科手术患者切口感染效果观察 [J]. 齐鲁护理杂志，2017，23（14）：82-83.

[30] 候丽莉. 细节护理对手术室护理质量及胃肠手术患者满意度的影响 [J]. 实用临床护理学杂志（电子版），2018，3（4）：154.

[31] 代梅皎. 积极手术室护理干预对髋关节置换术患者术后并发症的影响 [J]. 中国现代药物应用，2018，12（8）：152-153.

[32] 李晶. 分析手术室细节护理对老年患者腹腔镜手术的应用效果 [J]. 健康之路，2017，8（10）：175.

[33] 曹娟岩. 无张力疝修补术治疗腹股沟疝的手术室护理措施研究 [J]. 健康之路，2017，2（12）：183-184.

[34] 樊文静. 护理干预对改善手术室非全身麻醉的负性情绪及舒适度作用 [J]. 实用临床护理学杂志，2017，6（42）：69.